Dental Clinic Management

치과병의원관리의 이론과 실무

차동화 · 김영기 · 신인순 · 김효진 · 김경미 · 이금선 · 김보민 · 김민영
김한나 · 남상미 · 문원숙 · 양서진 · 엄미란 · 윤미숙 · 이성호 · 임희정
정명희 · 정의정 · 조세림 · 최미숙 · 최미진 · 최미혜 공저

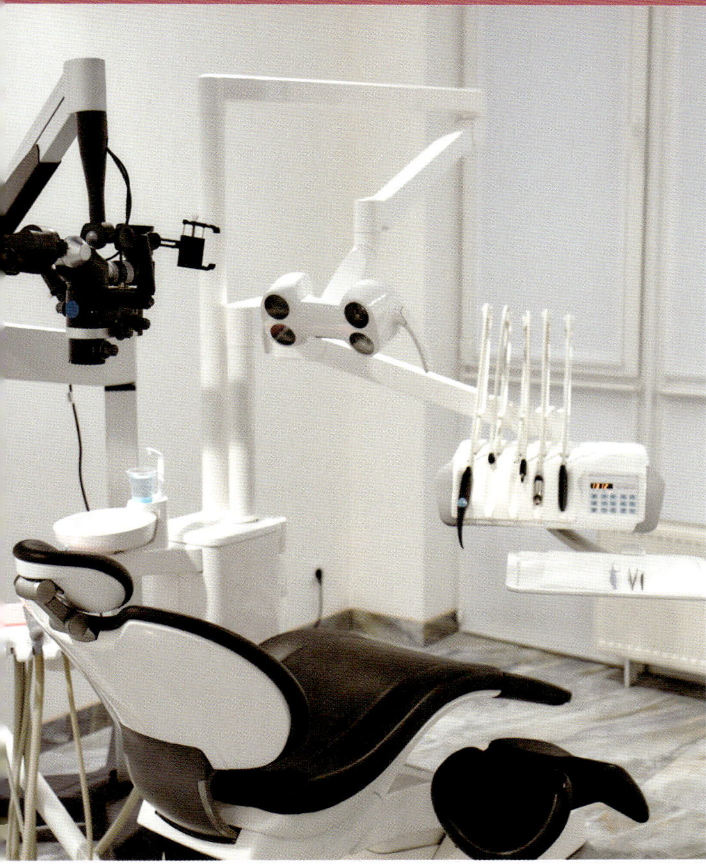

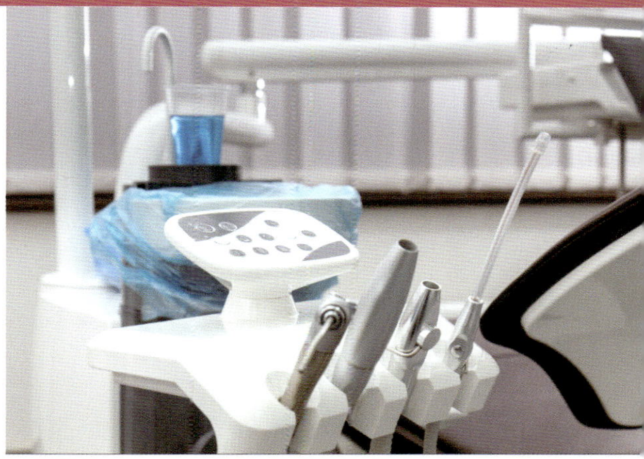

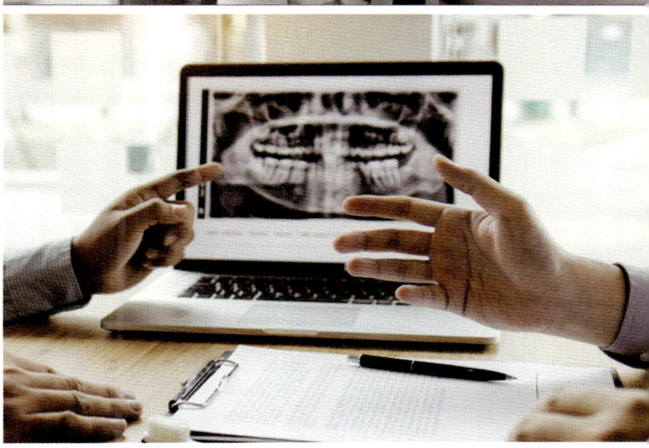

의학교육

Preface

최근 병원을 둘러싸고 있는 환경이 빠르게 변화되면서 질적인 의료서비스에 대한 요구가 더욱 커져 치과병 · 의원에도 많은 변화를 가져왔습니다.

과거의 통증치료 위주의 진료에서 벗어나 예방 및 투자 진료의 시대로 넘어 오면서 치과위생사의 업무도 진료적 수행능력 외에 다양한 업무 능력이 요구되고 있습니다.

서비스 관리, 접점 관리, 행정 관리, 마케팅 관리, 인적 관리, 환경 관리 등 종합적인 업무와 세무 및 노무 부분의 지식과 정보 등을 갖추고 있어야 합니다.

즉 치과위생사의 역할 뿐만 아니라 서비스 리더로서, 의료 마케터로서, 행정 지원자로서, 조직 조정자로서 업무 영역이 확대되고 있습니다.

치과병 · 의원의 임상현장은 종합적인 업무 수행 능력의 치과의생사를 필요로 하고 있는 것입니다.

이 책은 이러한 치과병 · 의원의 임상현장에서 필요한 업무수행 능력을 습득할 수 있도록 구성되어 있습니다.

이 책은 크게 4개의 PART(1. 치과병 · 의원 의료관리의 기초, 2. 치과병 · 의원 행정관리, 3. 치과병 · 의원 환자관리, 4. 치과병 · 의원 경영관리)로 구성되어 있고, 치과의료관리의 개요, 치과 의료서비스관리, 치과 원무관리, 치과 진료비관리, 치과 행정관리, 치과 사무관리, 고객접점관리, 고객관계관리, 환자 상담, 환자 응대관리, 치과 의료분쟁, 치과병 · 의원 컨설팅 및 마케팅, 치과병 · 의원 세무와 노무, 치과병 · 의원 시설 및 안전관리에 대한 이론과 실무 내용 및 실습을 포함하고 있습니다.

또한 치과프로그램을 활용한 사례를 사진으로 삽입하여 치과위생학과 학생들의 이해도를 증진시켰습니다.

체계적인 이론과 치과 현장성을 반영하기 위하여 치과위생(학)과 교수진과 현장 겸임교수진이 협력하여 치과위생사들의 성공적인 직무 수행을 위해 필요한 지식과 기술, 태도를 상세하게 제시하였습니다.

모쪼록 이 책이 경쟁력을 갖춘 치과위생사가 되는 데 밑거름이 되었으면 하는 바람입니다.

2024년 7월

저자 일동

Contents

PART I 치과병·의원 의료관리의 기초

PART II 치과병·의원 행정관리

PART III 치과병·의원 환자관리

PART I

치과병·의원 의료관리의 기초

Chapter 01

치과의료관리의 개요

학습목표

1. 의료관리의 개념과 치과의료관리의 개념을 이해할 수 있다.
2. 치과의료관리의 필요성에 대해 설명할 수 있다.
3. 의료서비스의 개념과 서비스의 단계를 설명할 수 있다.

Chapter 01 치과의료관리의 개요

1 의료관리의 개요

1) 의료관리의 개념

병원(hospital)은 많은 환자를 수용하여 진단하고 치료하는 일을 하면서 질병의 예방과 재활서비스를 제공할 수 있는 시설을 갖춘 곳이다. 병원의 개념적 의미를 살펴보면 '병자를 진찰하고 치료하기 위하여 설비해 놓은 건물'이고, 의원은 '병자를 치료하기 위하여 특별한 시설을 한 집(병원보다 규모가 작은 곳)'이며, 종합병원은 '모든 진료과목이 설치된 병원'이다. 즉, 병원의 규모에 따라 종합병원, 병원, 의원으로 분류하고 있다.

병원(hospital)의 어원을 살펴보면 라틴어 '*hospes*'에서 유래되었는데 'hospitality'라는 뜻으로, '인간미를 느끼게 하는 곳'이며 '나그네를 위한 숙소'의 의미도 내포하고 있어 '내 집처럼 편안한 곳'이란 의미를 갖고 있다. 근래에 들어와서 병원을 의료서비스산업이라고 인식하게 된 기원이라고 할 수 있다.

병원의 기능적 의미를 살펴보면 입원 환자를 수용하여 진료할 수 있는 시설과 인력을 갖추어 진단 및 치료, 재활, 예방을 포함한 완전한 의료를 제공하고 의료 인력의 교육 및 훈련과 의학연구를 수행하는 하나의 공식적 사회조직이다. 따라서 병원은 의료조직의 핵심적인 기관으로서 치료와 예방을 포함한 완전한 보건의료서비스를 제공하는 기관이며 보건의료 인력의 교육과 생물학적 · 사회학적 연구를 바탕으로 환자를 진단하고 치료하는 시설이다.

병원은 일반적인 조직과 달리 매우 복잡한 특성을 가지고 있는데 그 이유는 다양한 직종의 면허증 및 자격증을 소지한 전문인들로 구성되어 있으며, 또한 병원의 다양한 시스템과 업무의 특성에 따라 각기 다른 업무를 수행하고 있기 때문이다.

2) 의료관리의 기원과 역사

병원이 조직적인 체계를 갖추고 아픈 사람을 돌보고 치료하기 시작한 것이 언제부터였는지는 정확하게 알 수가 없다.

치료가능한 과학적 수단을 이용해서 환자를 치료한 최초의 시설은 기원전 4세기 판두카바야(Pandukabhaya) 왕의 재임 시절에 시작되어 기원전 2세기경까지 지속된 싱할라족(Sinhalese)의 미힌탈레(Mihintale) 불교 병원과 마차(Macha) 공주가 아일랜드에 설립한 '슬픔의 집'이란 뜻을 가진 브로인 베어그(Broin Bearg)였다.

최초의 의학교육시설은 서기 6세기에 페르시아 제국에서 설립한 군디샤푸르(Gundishapur) 아카데미였다.

처음으로 생긴 병원은 1524년 멕시코시티와 1639년 퀘벡에 설립된 병원으로, 이 두 병원은 종교 자선단체의 회원(hospitalers)들이 운영했다.

18세기에는 윌리엄 펜(William Penn)이 필라델피아에 최초로 비영리 병원을 설립하였다.

근대적 의미에서 병원의 역사를 되돌아볼 때 우리나라에서는 1877년에 부산에 생겨난 재생의원을 최초의 병원으로 꼽을 수 있으며, 그 뒤 알렌(Allen, H. N.)에 의해 1885년 4월에 문을 연 제중원(濟衆院)을 들 수 있고, 1899년에는 정부에 의해 내부병원이 설립되어 서양의료와 한방의료가 함께 시행되었다. 내부병원은 그 뒤 광제원과 대한의원으로 바뀌었다.

이 밖에도 대한적십자사가 창설되면서 1909년에는 적십자 정신에 기초한 의료기관으로 대한적십자사병원이 새롭게 건립되었다.

우리나라의 병원과 의료사업은 기독교 개신파들의 전도 의료사업이 중추가 되었으며 1904년에 근대적인 면모를 갖춘 세브란스병원이 탄생하게 되었다.

1945년 광복과 더불어 각 시 · 도립병원과 대학병원이 중요한 역할을 하였으며, 1958년에는 국립의료원이 개원되었다. 1970년대에 이르자 국민소득과 경제수준이 높아지면서 공공 중심의 의료기관에서 민간의료기관인 병원과 의원이 빠른 속도로 증가하게 되었다. 1989년에는 전 국민을 대상으로 의료보험 제도가 확대되었으며 농 · 어촌 지역에도 의료기관의 설립이 급증하게 되었다.

이와 함께 병원은 단순하게 진료 및 치료를 목적으로 내원하는 환자들에게 전통적 의료윤리 개념이 아닌 현대적 의료윤리개념으로 접근하게 되었다.

전통적 의료윤리는 '온정주의'에서 출발한다. 의사는 환자들을 부모와 자식의 관계 또는 스승과 제자의 관계처럼 신뢰감을 기본으로 친근하고 편안한 가족 같은 분위기 속에서 대하며, 환자는 본인의 '자기결정권'에 크게 비중을 두지 않고 의사의 진단과 치료방법을 존중하여 치료를 받는다는 의미이다.

반면에 현대적 의료윤리는 환자의 욕구를 충족시켜 주기 위하여 의사로서 충분한 설명을 해야 하는 의무감과 환자는 충분한 설명을 듣고 이해한 후 본인이 스스로 결정할 수 있는 '자기결정권'을 갖는다는 점에서 전통적 의료윤리와 큰 차이가 있다.

2 치과의료관리의 개요

1) 치과의료관리의 개념

치과의료관리(dental care management)란 치과의료를 연구 대상으로 하며 치의학(dental medicine)과 함께 사회과학(social science) 및 인문과학(humanities) 분야의 지식과 방법론을 활용하여 치과의료와 관련된 모든 사항을 분석한 후 그 결과를 중심으로 구체적인 대안을 개발하는 것을 말한다. 다시 말해 치과의료관리는 치과의료와 관련된 제반 현상을 연구의 대상으로 하고 그러한 현상이 나타나는 원인과 과정을 이해하고 필요한 대안을 개발하는 과학이라고 할 수 있다.

치과의료관리에서 중요하게 다루는 연구 대상은 치과 의료서비스에 필요한 수요와 구성, 치과의료의 이용자와 제공자가 보이는 여러 행태 및 인력과 시설 등 치과의료에 사용될 재원과 재정 메커니즘(mechanism) 그리고 이들 모두가 하나로 엮어져 구성되는 치과의료체계 등이다.

다시 말해 치과의료관리란 치과의료에서의 의학 실천에 있어서 가장 유용하고 적절한 질(quality)을 추구하고 유지하는 것을 목적으로 하는 관리로서, 여기에는 치과의료와 관계가 있는 직원의 자질 향상에 관한 것도 포함된다.

치과의료관리의 구체적인 예를 들자면 진료기록부의 관리를 들 수 있는데 치과의사가 진료를 하였을 때에는 진료에 관한 제반 사항을 진료기록부에 명확하게 기재해야 하며 치과의사가 시행한 진료에 관한 것은 해당 의사가 10년간 보존해야 하는데 여기에는 진료기록의 양식 및 작성방법, 보관, 질병분류, 통계작성 등 환자관리에 관한 모든 업무가 포함된다.

2) 치과의료관리의 기원과 역사

치과진료의 가장 오래된 기록은 기원전 27세기 이집트의 의사 헤시레(Hesi-re)였다. 그는 의사로서 발치와 배농에 능숙했다고 전해진다.

18세기까지는 치아우식병이 발생했을 때 그냥 방치하거나 간단한 전통적 치료방법을 사용하였는데, 전통적 치료방법은 대개 이발사와 대장장이가 수행하였다. 그러다가 1728년에 프랑스의 외과의사였던 포샤르(Pierre Fauchard)가 「치과의사(Le Chirurgien Dentiste)」라는 서적에 치아가 우식되는 원인 및 치료방법을 기술하였는데 이것이 최초의 전문적인 치과의학 서적이다.

치과의사라는 전문인의 개념이 생겨난 것은 18세기 중반 이후였으며 19세기 중엽까지도 치과진료는 이발사 겸 외과의사(barber surgeon, 부랑발치공)의 발치행위에 불과하였다. 치과의사들은 의과대학에 치의학과를 개설하거나, 의대 교육 안에 포함시켜주길 요구했지만 거절당하여, 결국 의과대학과는 별개로 치과대학을 설립하였다.

이러한 와중에 1855년에 미국의 헌터(Hunter)와 타운센드(Townsend)가 주석, 은, 수은으로 조성된 아말감을 소개하였고, 그 후 우식병소아말감충전법이 급격히 발전하게 되었다.

1913년에는 폰스(Dr. Alfred Civilion Fones)가 미국 코네티컷주에서 구강위생사 양성교육을 시작하였고, 1919년에는 뉴질랜드에서 구강위생사를 양성하는 제도를 미국으로부터 도입하여 치과간호원을 양성함으로써 1920년대부터 비로소 구강보건진료제도가 발전하게 되었다.

우리나라에서는 1876년에 근대적 치과진료가 시작되었고 1885년에는 제중원의 선교사 및 의사인 호러스 뉴턴 알렌(Horace Newton Allen)이 발치 등 최초의 근대적 치과치료를 하였다.

1907년부터는 한국인 입치사(入齒士)가 등장하면서 전문적인 치과진료가 시작되었다.

또 1921년에는 검증되지 않은 치과의사의 치과의료 행위를 중단시키기 위해 치과의사법이 제정되어 면허증을 취득한 치과의사만 치과진료를 할 수 있게 되었다.

치과의료관리는 처음에는 치료에서 예방치료로, 그 다음은 건강한 치아의 관리 및 유지를 위한 환자교육을 중심으로 질병의 원인을 밝히는 데 중점을 두었고, 근래에는 환자들에게 질병 예방을 위한 자가관리의 필요성을 강조하고 건강한 생활을 할 수 있도록 교육하는 데 중점을 두고 있다.

예를 들면 예전에는 치주질환이 심하게 진행되어 내원하는 환자를 치료하는 데 중점을 두어 왔으나 치석제거 보험제도가 시행되면서 예방 차원에서 매년 스케일링을 받도록 권장하면서 치주질환을 미리 예방할 수 있게 되었다.

치과의사와 구강보건 관련 업무를 담당하는 전문가들은 환자들의 구강건강을 위하여 다양한 방법과 매체를 통해 정기적으로 교육함으로써 동기부여를 제공하고, 자가관리(self care) 및 전문가관리가 동시에 필요하다는 인식을 심어주는 것이 중요하다.

3 치과의료관리의 필요성

치과의료는 환자에게 구강건강을 제공하는 전문 서비스이다. 서비스란 다른 사람에게 편안함이나 어떤 도움을 제공하는 정신적인 것으로 가시적인 것이 아닌 무형의 산물이기도 하다.

현대사회의 급격한 발전으로 개인과 조직은 모두 서비스의 도움 없이 생활이나 사업을 하는 것이 불가능해졌다.

치과 의료서비스에 대한 고객의 요구 또한 점점 더 다양해지면서 과거 생산자 중심의 의료에서 소비자 중심의 의료 관계로 변화하였다. 또한 의료시장의 개방으로 병원 간 경쟁이 더욱 심화됨으로써 병원을 선택하는 기준과 폭이 매우 다양해졌으며, 이에 따라 병원경영은 병원 중심 경영에서 고객 중심 경영으로 점차 발전하고 있다.

사회의 발전과 더불어 의료서비스에 대한 환자의 필요와 요구는 점점 더 다양해지고, 그 기준 또한 높아지고 있다. 따라서 환자의 필요와 요구를 정확하게 파악하고 만족시켜 병원경영의 성공적인 목표를 달성하려는 노력이 필요하며, 고객만족을 향상시킬 수 있는 다양한 치과 의료서비스관리가 반드시 필요하다.

Chapter 02

치과위생사와 치과의료관리

학습목표

1. 치과의료관리를 위한 치과위생사의 역할과 자세를 이해할 수 있다.
2. 치과위생사의 올바른 이미지의 필요성을 이해하고 그에 따른 본인만의 이미지를 만들 수 있다.
3. 치과위생사에게 필요한 직무를 파악하고 그에 필요한 이력을 관리할 수 있다.

Chapter 02

치과위생사와 치과의료관리

1 치과위생사의 역할 및 자세

치과위생사의 업무는 전화응대, 환자응대, 환자교육 등의 서비스 분야부터 구강 및 치과질환의 예방 및 관리, 구강위생관리, 구강건강 상태의 유지 및 증진 등 진료 분야 및 병원관리에 이르기까지 포괄적 업무를 시행한다고 할 수 있다.

이러한 업무를 수행하기 위해서 치과위생사는 리셉셔니스트와 코디네이터의 역할 및 병원관리에 관련된 업무를 할 수 있어야 한다.

1. 치과위생사의 역할

1) 리셉셔니스트(Receptionist)

리셉션(reception)이란 응대, 접대, 환영이라는 사전적 의미를 가지고 있으며 이와 관련된 업무를 맡고 있는 사람을 흔히 리셉셔니스트(receptionist)라고 하는데, 단순히 고객을 응대하고 환영하는 좁은 의미가 아니라 리셉션 데스크를 중심으로 대기실의 분위기를 포함한 리셉션에 관련된 모든 업무를 총괄적으로 관리하는 사람을 말한다.

(1) 리셉셔니스트의 능력

리셉셔니스트는 환자의 생각과 행동을 파악할 줄 아는 안목을 지녀야 하며 환자들이 치과

진료에 대해 긍정적인 생각을 가질 수 있도록 배려하기 위해서는 아래와 같은 능력을 가지고 있어야 한다.

① 어떤 유형의 환자와도 편안하게 대화할 수 있는 능력을 가지고 있어야 한다.
② 환자의 입장에서 문제를 바라볼 수 있는 공감과 배려의 능력을 가지고 있어야 한다.
③ 진료 서비스가 합리적이고 환자에게 친근하게 진행될 수 있도록 체계적인 관리를 할 수 있어야 한다.
④ 환자와 진료팀 사이에서 원활한 소통과 중재의 역할을 하여 환자에게 신뢰감을 줄 수 있어야 한다.

(2) 리셉셔니스트의 업무

① 치과진료 업무의 일정을 시작하고 마무리한다.
② 환자 및 모든 방문자들을 환영하고 친절하게 응대한다.
③ 전화가 걸려오면 상냥한 목소리로 친절하게 받는다.
④ 환자가 내원할 때마다 진료팀에게 상황을 알려준다.
⑤ 진료일정을 확인해서 진료팀에게 알려주며, 예약 시간보다 진료가 늦어지는 경우에는 환자에게 상황을 보고하여 이해할 수 있도록 도와준다.
⑥ 환자가 갖고 있는 공포감과 두려움을 이해하고 감소시켜준다.
⑦ 환자가 궁금해 하는 모든 질문에 친절하게 답변해준다.
⑧ 진료예약과 모든 일정을 관리한다.
⑨ 보험과 관련된 업무를 수행한다.
⑩ 진료비를 계산하고 수납하는 업무를 한다.
⑪ 환자의 컴플레인 내용을 기록한다.
⑫ 환자에게 필요한 물품이 있는 경우 판매한다.
⑬ 치료가 종료된 환자에게 정기검진 시기를 알려준다.
⑭ 치과 내부의 환경 및 진료팀과의 연계성을 관리한다.
⑮ 치과 내부 경보 시스템을 관리하고 필요한 경우에 신고한다.
⑯ 응급 상황이 발생하는 경우 정확한 판단과 신속한 자세로 대처한다.
⑰ 진료실이 바쁠 경우에는 진료 업무에도 참여한다.
⑱ 병원 내부의 정기적인 회의에 참석하여 진료팀과 원활한 소통을 한다.
⑲ 지속적인 자기관리와 계발을 위해 노력한다.

2) 코디네이터(Coordinator)

코디네이트(coordinate)란 사전적 의미로 '적절한 관계로 하다', '통합하다', '조정하다'라는 의미를 가지고 있다. 따라서 코디네이터는 환자와 진료팀(team), 팀장과 팀원, 팀원과 팀원, 치과의사와 진료팀 간 상호 협조 및 조정하는 역할을 통해 환자가 의사를 신뢰할 수 있도록 돕고, 진료에 적극 협조할 수 있게 동기를 유발시키는 역할을 한다. 다시 말해 코디네이터의 역할은 의료진의 진료능력을 보다 더 효율적으로 강화시키는 것으로, 환자가 치과의사의 검진과 진단을 받으면 코디네이터는 환자가 선택할 수 있는 다양한 치료방법과 비용에 대해 설명을 해준다. 바쁜 진료실에서 환자들이 이러한 부분에 대해 질문하기란 쉽지 않기 때문에 코디네이터는 환자에게 적절한 치료 방법을 제시해주고, 환자가 선택할 수 있도록 도와주는 업무를 한다.

즉, 코디네이터를 통해 진료가 좀 더 효율적으로 이루어질 수 있는 win-win approach라고 할 수 있다.

(1) 코디네이너의 능력

코디네이터에게 필요한 능력은 사회적, 심리적 지식은 물론 대화의 기술 및 도덕적인 인성을 모두 갖춰야 한다.

치과 코디네이터는 치과진료팀에서 근무한 경험이 있거나, 환자에게 필요한 정보를 제공할 수 있는 능력을 키우기 위해 일정 기간 관련 업무에 대해 연수를 받은 경험이 있어야 한다.

어느 직업이나 마찬가지이겠지만 병원에서도 친절서비스는 매우 중요한 덕목 중 하나라고 볼 수 있다. 그러므로 병원코디네이터는 친절서비스에 대한 교육을 더 많이 받아야 한다.

(2) 코디네이터의 업무

코디네이터는 병원의 이미지를 좋게 만들기 위하여 전화나 메세지로 환자들에게 안부를 묻거나 다양한 내용으로 상담 업무를 담당하기도 하고 환자의 예약관리 및 진료를 마친 환자에게 진료에 대한 설명과 주의사항 및 처방전 등을 안내하기도 한다.

또한, 병원의 분위기를 밝게 만들어 주기 위해 실내와 실외의 환경을 정리하고 접수와 수납 업무를 담당하기도 한다.

3) 병원관리(Hospital Management)

병원관리에는 병원의 원무, 회계, 통계 등 다양한 업무가 포함된다. 여기에 대해서는 이 책의 뒷부분에서 다루기로 한다.

2. 치과위생사의 자세

치과병 · 의원에서의 인간관계는 직장 동료 즉, 상급자, 동급자, 하급자 그리고 업무와 관련하여 만나게 되는 또 다른 사람들과의 관계라고 볼 수 있다.

다양한 사람들과의 관계에서 의사소통과 상호 신뢰관계를 유지하는 것은 개인의 행복한 직장생활을 위해 매우 중요하기 때문에 직장 구성원 간의 원만한 관계를 형성하기 위해 개인적인 노력이 필요하다. 예의를 갖추어 서로 상처받지 않고 사랑과 배려로 인정해 주는 노력이 필요하다.

1) 치과위생사의 인간관계

(1) 직장 구성원과의 인간관계

① 수직적 인간관계

- **상급자와의 관계**

  치과 팀 안에서 하급자는 상급자를 존경하면서 서로 예의를 지키고 수직적인 관계를 유지해야 하는 관계이다. 병원 내부조직의 규칙에 따라 업무를 수행하며 원만한 관계를 유지하도록 노력해야 한다.

- **하급자와의 관계**

  치과 팀 안에서 상급자는 대부분 하급자를 소홀하게 대하는 경우가 많은데 하급자를 사랑과 배려로 대하면서 하급자로부터 예의와 존경을 받을 수 있도록 노력하는 자세가 필요하다. 상급자는 하급자에게 강력한 리더십보다는 서번트 리더십(servant leadership)을 발휘한다. 즉, 하급자와 목표를 공유하고 하급자의 성장을 도모하면서 상급자와 하급자의 신뢰를 형성하여 조직의 성과를 달성하게 하는 리더십이다.

② 수평적 인간관계

- **동급자와의 관계**

  업무에 있어서 공적인 일과 사적인 일을 구분할 줄 알아야 하며, 서로를 존중하고 협력함으로써 공정하면서도 선의의 경쟁 관계를 유지한다.

  하나의 팀 아래에서 선의의 경쟁으로 지속적인 자기계발을 할 수 있으며 서로 우호적인 관계를 유지하도록 노력해야 한다.

(2) 환자와의 인간관계

환자는 진료의 대상이면서 병원 수익의 원천이 되므로 환자와의 관계를 지속적으로 유지하고 관리하면서 의료서비스를 제공한다면 병원과 환자 모두에게 이익이 될 수 있다. 환자와의 관계를 지속적으로 유지하기 위해서는 다음과 같은 점이 중요하다.

첫째, 환자들의 심리적 욕구를 충족시켜 주도록 노력해야 한다.

진심에서 우러나는 따뜻한 태도로 환자를 응대하면서 편안함과 신뢰감이 전달될 수 있도록 노력한다.

둘째, 양질의 진료와 서비스를 제공해야 한다.

치과병 · 의원은 양질의 진료와 서비스를 통해서 환자와의 지속적인 만남과 신뢰를 형성할 수 있고, 나아가 특별한 믿음의 관계로도 이어질 수 있다.

2) 치과위생사의 기본 예절

에티켓(etiquette), 매너(manners)라고도 하는데 인간이 지키고 행해야 할 행동과 규범을 의미하며 사람이 사람답게 살아가기 위하여 반드시 필요한 도리이며 질서이다.

다른 직장과 마찬가지로 치과병 · 의원도 성장과정과 가치관이 다른 사람들이 집단을 이루어 공동생활을 하고 있으므로 서로 기본 예절과 기본 수칙 및 행동규범 등을 잘 지켜야 한다.

치과위생사의 경우 에티켓과 매너가 잘 지켜지는 치과병 · 의원이 그렇지 않은 곳보다 업무능률이 향상되고 직장에서 느끼는 보람도 더욱 커진다고 한다.

(1) 인사 예절

인사는 직장 예절의 기본이며 인간관계의 시작이다. 인사를 바르게 하면 좋은 이미지로 좋은 인간관계를 맺을 수 있는데, 상대방을 위하기보다는 나 자신에 대한 마음의 표현이기 때문에 상대방에 대한 존경과 애정을 담아 바르고 정중하게 인사를 해야 한다.

인사는 우선 내가 먼저하고, 상대방의 연령, 시간, 장소 또는 상황에 맞게 적절하고 자연스러운 인사를 할 수 있도록 해야 한다.

① 상대방에게 호감이 느껴지는 인사를 해야 한다.
② 환영하는 마음이 담긴 인사를 해야 한다.
③ 항상 밝은 표정으로 인사를 해야 한다.
④ 인사말은 명랑하고 분명하게 해야 한다.
⑤ 상냥한 마음과 공손한 자세로 인사를 해야 한다.

⑥ 겸손한 마음이 담긴 인사를 해야 한다.

⑦ 감사의 마음을 전달할 때는 그 마음이 전달될 수 있도록 인사를 한다.

(2) 악수 예절

악수를 할 경우에는 손윗사람이 손아랫사람에게 하는 것이며 여성이 남성에게 먼저 권하는 것이 기본 에티켓이다. 호감의 표현으로 상대방의 눈을 바라보며 밝은 표정으로 악수를 한다.

(3) 명함 교환 시의 예절

명함은 구겨지지 않도록 하며 항상 깨끗하게 준비하도록 한다.

① 명함을 교환할 때는 아랫사람이 윗사람에게 먼저 건네고, 직원이 고객에게 먼저 건네는 것이 예의이다.

② 명함을 받은 사람은 받은 명함을 관심있게 잘 살펴보고 난 다음, 본인의 명함을 건네도록 한다.

③ 명함을 받을 때는 일어서서 예의를 갖추고 받도록 한다.

④ 명함을 건넬 때는 본인의 이름이 상대방에게 보일 수 있도록 가슴 높이에서 본인의 직장명과 이름을 분명하게 말하면서 왼손으로 오른손을 받쳐 들고 오른손으로 건네는 것이 좋으며, 받은 사람은 인사를 하면서 양손으로 받는다.

⑤ 명함을 동시에 교환할 때는 왼손으로 받고 오른손으로 건넨다.

⑥ 받은 명함은 그 자리에서 성함을 읽어 보고 상대방의 직함과 성명을 기억하며 상황에 맞게 호칭하면서 친근감을 표현한다.

(4) 소개 시의 예절

① 소개를 주고받는 경우에는 쌍방이 모두 일어서서 인사를 하며 이름을 정확하게 기억하고 이름이 분명하지 않을 경우 소개자로부터 조용하게 확인하도록 한다.

② 연령이 낮은 사람을 높은 사람에게 먼저 소개한다.

③ 같은 연령대인 경우 친한 쪽을 덜 친한 쪽에게 먼저 소개한다.

④ 동료 직원과 고객과의 관계에서는 직원을 고객에게 먼저 소개한다.

(5) 안내 시의 예절

① 가까운 방향을 안내할 때는 손바닥을 위로 하고 손가락은 서로 붙여야 하며 손의 위치는 가슴 부근에 두고 오른쪽 방향은 오른손으로, 왼쪽의 방향은 왼손으로 가리키도록 한다.

② 계단을 오르내릴 때도 안내자가 앞서서 걷지만, 계단을 오를 때는 안내자가 여자일 경우 뒤에서 안내하도록 한다.

③ 회전문의 경우와 미는 문의 경우 안내자가 앞서서 안내하며, 엘리베이터를 이용할 때는 안내자가 먼저 엘리베이터를 타고 내릴 때는 안내자가 환자보다 나중에 내리면서 문이 닫히지 않도록 열림 버튼을 눌러주도록 한다.

④ 복도를 걸을 때는 환자보다 비스듬히 앞에 서서 안내할 방향 쪽을 따라 신발을 끌지 말고 소리가 나지 않도록 조심성 있게 걷도록 한다.

(6) 전화 응대 시의 예절 (그림 2-1)

① 환자와 전화 통화 시에는 목소리의 크기와 올바른 언어를 사용하도록 한다.

② 상황에 따라 센스 있는 전화 응대로 상대방이 편안함을 느낄 수 있도록 한다.

③ 본인이 모르는 상황에 대해 질문을 받은 경우에는 정중하게 잠시 기다려달라는 양해를 구한 후 확인하여 명확한 답변을 한다.

④ 환자가 무례한 요구나 잘못을 하는 경우가 있더라도 부정적인 표현은 절대 하지 않도록 주의한다.

⑤ 전화를 응대하는 담당자의 목소리는 상대방인 환자에게 다양한 의미로 전달되기 때문에 통화 시 항상 유념하도록 한다.

- 전화 목소리가 너무 큰 경우 자칫 불쾌감이 전달될 수 있으며 반대로 너무 작은 목소리는 상대방이 답답해하거나 의욕이 없어 보일 수 있으므로 적당한 목소리 톤으로 응대하는 것이 좋다.
- 가능한 표준어를 사용하며 부드러운 말투를 사용하는 것이 좋다.
- 적정한 속도로 응대하여 상대방이 잘 이해할 수 있도록 한다.
- 음질은 컨디션과 기분에 따라 달라질 수 있으므로 좋지 않을 경우에는 가급적 전화응대를 삼가도록 한다.

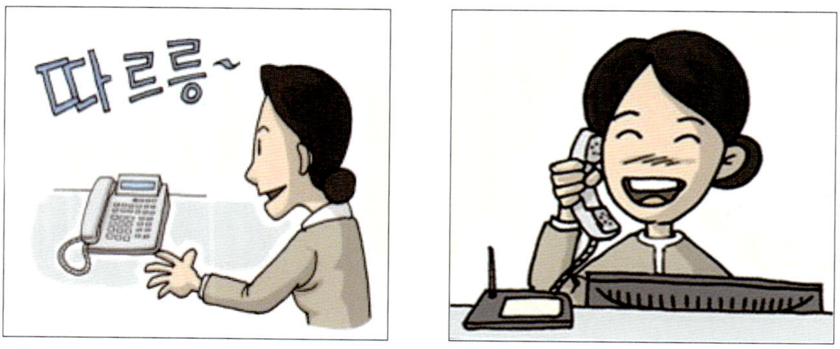

그림 2-1 **전화 응대 시의 예절**

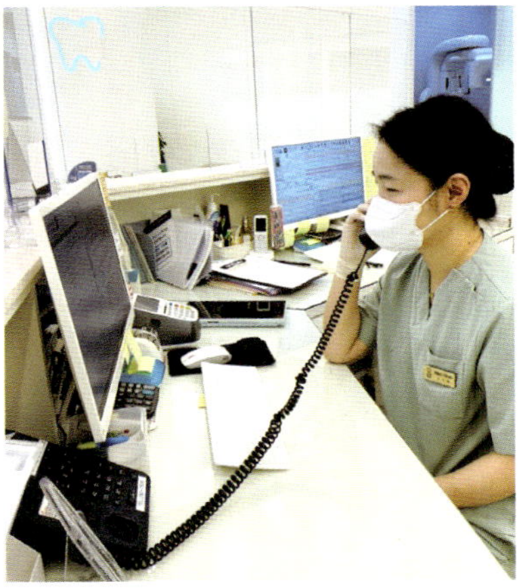

그림 2-1 전화 응대 시의 예절 (계속)

3) 이미지메이킹

(1) 이미지(Image)의 개념

이미지란 감각 대상에 대해 감지된 정보가 마음속에서 정보처리의 과정을 거치며 재구성되어 만들어지는 형상(形像), 어떤 사람이나 사물에 대해 가지는 시각상이나 기억, 인상, 평가 및 태도의 총체이다. 또한, 구체적인 것이 아니라 추상적인 것이며 부분적인 것이 아니라 종합적인 것이다. 즉, 이미지란 감각을 통해서 인지되는 종합적인 느낌으로 수많은 정보로 이루어져 있다. 한 사람의 이미지는 다른 사람에게 각인되는 수많은 정보에 의한 결과물이다.

또한, 이미지는 고정되어 있는 것이 아니라 충분히 변화할 수 있다. 현재의 이미지는 과거의 수많은 정보(인간의 선택이나 의지)에 의해 형성된 것이므로 앞으로의 이미지는 현재의 수많은 정보에 의해 변화시킬 수 있는 것이다.

이미지에는 외적 이미지와 내적 이미지가 있으며 이 두 가지가 서로 조화를 이루면서 형성되는 것이다.

① 외적 이미지의 요소

- **신체적 요소** : 얼굴모습, 키, 체형, 피부색 등
- **표현적 요소** : 얼굴표정, 화장, 헤어스타일, 옷차림 등
- **행동적 요소** : 자세, 태도, 걷는 모습 등
- **언어적 요소** : 말투, 억양, 말의 속도 등

② 내적 이미지의 요소

- **가치관** : 신념, 자아정체감, 존중감 등
- **지적 수준** : 사고체계 등
- **인품** : 성격, 인격, 정서 등

(2) 이미지 메이킹(Image making) (그림 2-2)

이미지 메이킹이란 '이미지를 만든다'는 용어 자체의 의미에서 알 수 있듯이 이미지를 여러 방면으로 만들어 내는 작업이라고 할 수 있다.

즉, 자신이 추구하는 목표를 달성하기 위해 자신의 외적 · 내적 · 사회적 이미지를 통합적으로 관리하는 행위이자 장소나 상황에 맞게 최상의 모습으로 만들어 관리하는 것을 말한다. 외적 · 내적 이미지의 향상은 자신감과 자존감을 높이며 또한 삶의 만족도를 높일 수 있다.

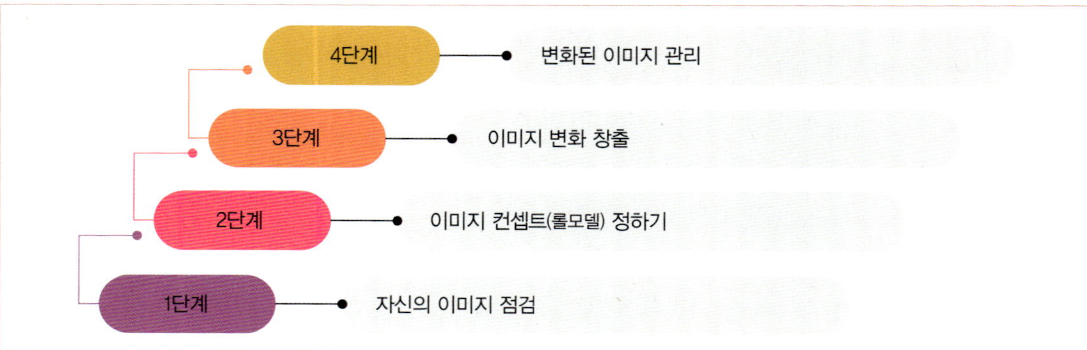

그림 2-2 **이미지 메이킹의 4단계**

① 외적 이미지 메이킹

- **1단계 : 자신의 이미지 점검**
  본인과 타인의 시각에서 자신의 이미지를 분석해 본다.
- **2단계 : 이미지 컨셉트(롤모델) 정하기**
  롤모델을 정한 다음 개인적 이미지를 고려하여 자신에게 어울리는 이미지를 정한다.
- **3단계 : 이미지 변화 창출**
  단점은 보완하고 장점은 더욱 부각시켜 자신만의 새로운 이미지를 창출한다.
- **4단계 : 변화된 이미지 관리**
  변화된 자신의 이미지를 검토하고 꾸준히 관리하여 지속적으로 향상시켜 나간다.

② 내적 이미지 메이킹

- 자신의 가치관과 신념의 분석으로 자신감과 자존감을 높인다.
- 긍정적인 사고로 인성을 향상시킨다.
- 따뜻한 마음과 배려로 상대방을 존중하는 습관을 갖는다.

(3) 치과위생사의 이미지 메이킹

① 머리 모양

치과위생사의 활동적인 업무 특성상 긴 머리는 단정히 뒤로 묶어 리본이나 망으로 고정하고, 짧은 머리는 시야를 가리지 않도록 핀으로 고정하는 등 단정하고 깔끔한 머리 모양을 하는 것이 좋다. 향이 진한 헤어스프레이의 사용이나 염색 등은 삼가한다.

② 복장

사람에게 보이는 이미지 중 복장은 큰 비중을 차지한다. 따라서 진료실 유니폼은 항상 깨끗이 세탁한 후 다림질하여 착용하고, 유니폼 착용 후 스커트 및 블라우스의 솔기 등이 잘 마무리되었는지 꼼꼼하게 확인한다.

신발은, 주로 서서 업무를 하고 동선이 많은 경우 건강을 위하여 굽이 낮고, 발가락 부위와 발꿈치 부분이 막혀 있는 안전한 신발을 착용한다. 걸을 때는 소리가 나지 않아야 하며, 신발을 구겨신지 않는다.

③ 화장

화장은 본인의 연령과 직위, 환자의 특성 등을 고려하여 지나치게 화려하지 않도록 자연스럽게 하여 병원 이미지와 조화를 맞춘다.

눈은 부드럽고 편안하게, 눈썹은 얼굴형과 눈의 크기를 고려하여 연출하고, 환자와의 의사소통이 많음을 감안하여 립스틱은 너무 진하거나 반짝이는 것은 삼가고 중간톤의 색상으로 선택하는 것이 좋다.

피부톤은 밝게 표현하고 혈색이 없는 피부일 경우는 볼터치 등으로 생동감 있는 분위기를 연출한다.

손은 항상 청결을 유지하고 크림 등으로 매끈하게 관리하며, 손톱은 위생적인 길이로 관리한다.

향수를 사용할 때는 은은하고 상쾌한 느낌을 주는 향을 선택하는 것이 좋다.

④ 표정

표정은 그 사람의 마음속을 들여다볼 수 있는 외모를 대변하는 핵심이다. 밝은 표정에는 미소가 중요한데, 밝은 미소는 첫인상을 좋게 하고 상대방의 호감 상승으로 설득력을 지니게 되어 원만한 인간관계를 유지시키고 이미지 메이킹에도 중요한 역할을 한다. 치과위생사는 병원에서 수없이 많은 환자를 만나면서 생활하기 때문에 호감 가는 밝은 표정을 나타내는 것이 매우 중요하다.

좋은 표정을 연출하기 위해서는 거울이나 동영상 녹화 등을 이용한 표정 연습이 필요하다. 얼굴 전체의 근육을 이용해서 밝은 표정을 지어야 하므로 눈썹은 위 · 아래로 움직여 보고, 눈동자는 좌 · 우 · 위 · 아래 방향으로 한 바퀴 돌리며, 양 볼은 입안 가득히 공기를 불어넣어 좌 · 우 · 위 · 아래 방향으로 그 공기를 돌린다. 턱은 좌우로 움직이고 콧등은 위로 끌어올린다.

눈동자는 피로 등으로 충혈되지 않도록 항상 건강하게 관리하여 눈의 표정이 맑은 이미지를 가질 수 있도록 한다.

치과위생사의 대기 시 표정은 입과 눈이 함께 미소짓도록 하고 인사, 응대 시에는 치아가 보이도록 활짝 웃으면 호감도가 상승한다.

치과위생사의 밝은 표정과 환한 미소는 직장에서 동료들과 상급자, 나아가 치과병 · 의원에 내원하는 환자와의 응대에서 꼭 필요하다.

⑤ 태도

태도와 자세는 성품과 교양 수준에 따라 타인에게 호감을 줄 수도 있고, 불쾌감을 줄 수도 있다. 좋은 자세는 자신의 기품에 영향을 주며 안정되고 정숙한 느낌을 준다.

서 있는 경우 좋은 자세를 위해서 허리와 가슴을 활짝 펴서 허리를 일직선이 되게 하며 어느 쪽으로도 기울어지지 않도록 균형을 유지한다.

앉아 있는 경우 좋은 자세를 위해서 의자 깊숙이 엉덩이가 등받이에 닿도록 의자를 끌어당겨 허리와 가슴을 펴고 앉는다. 시선은 상대의 미간이나 코끝 정도를 보고, 어깨와 턱에 힘을 주지 말고 고개를 똑바로 들며 입을 다물고 편안한 자세를 취한다(그림 2-3, 2-4).

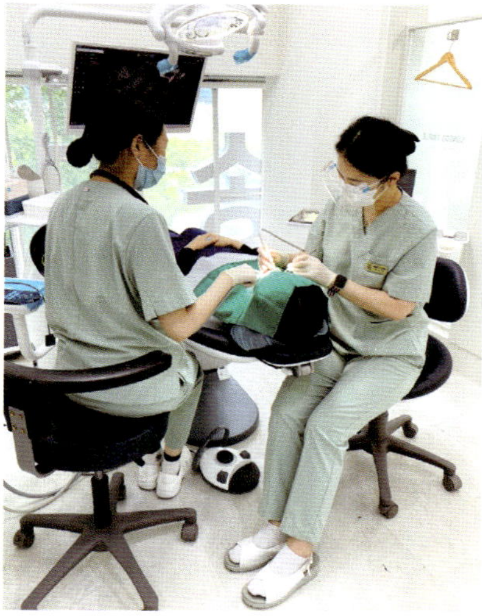
그림 2-3 좋은 자세

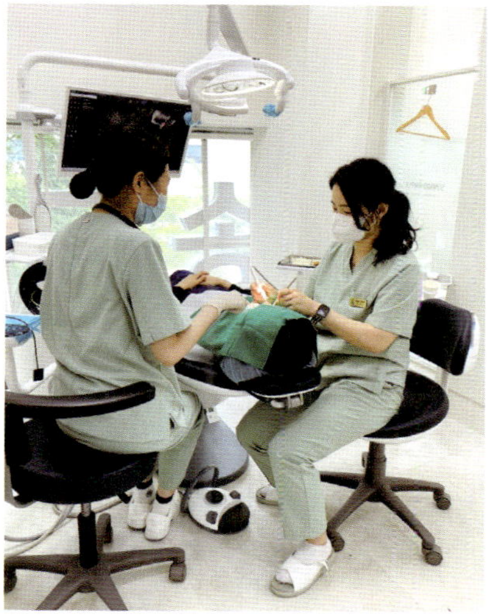
그림 2-4 나쁜 자세

⑥ 말투

말은 상대방과 소통하는 수단이므로 상황에 맞게 듣기 좋은 말투로 예의에 어긋나지 않도록 요령 있고 교양 있게 말하는 기술이 필요하다.

같은 말이라도 기분 좋은 말, 인품이나 교양이 반영될 수 있는 단어를 사용하도록 항상 유의해야 한다.

그리고 상대방을 존중하는 마음을 표현하는 경어를 사용하되 상대방에 맞게 장소에 어울리는 적절한 존경어, 겸양어를 사용하도록 한다.

⑦ 액세서리

화려한 액세서리로 시선을 집중시키는 것은 좋지 않다. 감염 소지가 있는 액세서리 착용은 가급적 피하며 귀걸이의 경우 귓볼에 붙는 형태가 적당하며 안경테는 일반적이고 보편적인 것이 좋으며 렌즈도 색상이 없는 것이 좋다.

2 치과위생사의 커리어관리

1) 치과위생사의 자기관리

(1) 자신의 브랜드화

개인의 브랜드를 만든다는 것은 자기자신과 자기를 보는 타인에게 일관된 정체성을 제공한다는 의미이다. 즉, 다른 경쟁자들과 차별화된 개인의 외적 · 기능적 그리고 감성적인 이미지의 총합으로, 타인의 인식 속에 자리 잡고 있는 개인의 특정한 신념과 가치에 대한 이미지이다.

개인을 브랜드화한다는 것은 개인의 이미지를 좋게 한다는 것과는 큰 차이가 있다. 개인의 이미지를 좋게 한다는 것은 전반적으로 좋은 이미지를 만든다는 것을 의미하고, 개인을 브랜드화한다는 것은 하나의 개념을 중심으로 개인의 정체성을 선택하여 집중한다는 의미이다.

(2) 브랜드화 전략

① 자신을 차별적으로 브랜드화하기 위한 요건으로는 친근감, 열정, 책임감 등의 장점들이 활용될 수 있다.

② SWOT 분석을 활용하여 브랜드화 전략을 수립할 수 있다.

SWOT 분석이란 Strength(강점), Weakness(약점), Opportunity(기회), Threat(위협)의 합성어이며, 마케팅에서 기업의 발전 방향 전략을 수립하기 위해 사용되는 분석 기법으로, 최근 개인의 브랜드화 전략 수립에도 많이 활용되고 있다. 외부 환경(위협과 기회)과 내부 환경(강점과 약점)에 대한 분석을 토대로 4가지 전략 방안을 모색할 수 있다(표 2–1).

표 2–1 SWOT분석의 활용(예시)

■ 강점(Strength)	■ 약점(Weakness)
• 친근한 이미지 • 성실함(개근상)	• 끈기 부족 • 약한 체력
■ 기회(Opportunity)	■ 위협(Threat)
• 새로운 분야의 개척 가능성(예방) • 업무 확대와 직무능력 개발의 성장 가능성	• 많은 경쟁자 • 개인 자원 부족

2) 치과위생사의 이력관리

(1) 이력서

이력서란 개인의 신상명세와 경력, 이력이 담긴 양식으로 자신의 발자취를 체계적으로 되돌아보고 요약하여 작성한 것이다. 입사 지원 시 필요한 기본적인 서류로 자신을 나타내는 중요한 도구가 되기 때문에 작성 시 많은 주의를 기울여야 한다.

① 이력서의 종류

- 학력 위주의 이력서
- 경력 위주의 이력서
- 연대기식 이력서
- 직무 중심의 이력서

꾸준히 잘 성장하고 있다면 연대기식 이력서와 직무 중심의 이력서를 혼합하여 작성하는 것이 좋다.

② 긍정적인 결정을 얻어내는 이력서의 조건

- 이력서의 사진은 첫인상이다.
  단정하고 깔끔한 복장과 표정으로 촬영한 사진이 필요하다. 셀카 사진 또는 풍경 사진을 오려 사용하는 것은 지양한다.
- 읽고 싶은 이력서를 작성한다.
  이력서는 한눈에 보일 수 있도록 1장으로 작성하는 것이 바람직하며, 글씨 크기와 글씨체를 통일하여 간결하고 통일감 있게 가독성을 높이는 것이 좋다.
- 마음을 담아 자세를 갖추어 지원한다.
  온라인 지원 시에는 메일 제목과 첨부파일에 본인의 이름을 기재하여 인사 관리자에게 전달하는 것이 바람직하다.

③ 이력서 작성 시의 유의사항

- 사진은 3개월 이내 촬영된 사진을 사용한다.
- 연락처에는 이메일 주소와 휴대전화 번호 등을 반드시 기재한다.
- 학력 사항은 특별한 요구가 있지 않는 한 고등학교 졸업부터 기재하는 것이 일반적이며, 최근의 사항이 위로 오도록 작성한다.

- 경력 사항은 자신이 지원하는 직무와 연관성이 있는 경력을 먼저 작성하고, 최근의 사항이 위로 오도록 하며, 아르바이트 경험에 대해서도 구체적으로 기재한다.
- 교육, 경력, 수상 등은 정확한 기관명과 날짜를 제시한다.
- 모든 내용의 기록이 완료되면 '위의 내용이 사실임을 증명함'이라는 문구와 함께 작성 날짜를 기록하고 서명한다.
- 제출일자는 마감일 이전의 날짜를 기록하며, 이전에 사용했던 이력서로 지원할 경우 날짜 수정을 유념하여야 한다.

(2) 자기소개서

자기소개서란 회사나 타인에게 특별한 의도를 가지고 자신에 관한 여러 가지 사항들을 소개할 목적으로 쓴 글이다.

① 자기소개서의 가치

- 자기소개서는 자기를 솔직하게 거짓없이 나타내는 거울과 같다.
- 면접과 더불어 취업 여부에 결정적인 영향을 미친다.
- 입사 이후에도 개인 신상에 관한 중요한 문건이 된다.

② 자기소개서를 통해 얻을 수 있는 정보

- 문장 구성 능력을 통해 사고 능력을 알아본다.
  문장의 표현력, 구성능력, 정리능력, 자신을 표현하는 기술 등을 파악하는데, 좋은 문장 구성 능력을 가질수록 사고 능력과 지적 능력을 높이 평가한다. 이때 오타 점검은 필수이다.
- 성장과정을 통해 조직사회 속의 적응성을 알 수 있다.
- 학교생활이나 동아리활동 등을 통해 그 사람의 대인관계나 조직의 적응능력, 성실성, 책임감, 창의성 등을 두루 살펴볼 수 있다.
- 지원동기나 마음가짐을 통해 능력 여부와 장래성을 알 수 있다.
  지원동기를 통해 입사 뒤 어떤 자세로 임할 것인지를 예측할 수 있고 가치관을 엿볼 수 있다.

③ 자기소개서의 작성 요령

- 구체적인 일화를 통해 자신을 표현한다.
  '나는 긍정적입니다.'라는 단정적인 표현보다는 구체적인 에피소드를 통해 '그래서 나는 긍정적입니다.'라고 표현하는 것이 더 자연스럽다.
- 전공 외의 경험을 긴밀하게 연결하여 작성한다.
  외국어, 컴퓨터 활용능력, 아르바이트 경험담 등을 장점과 연결하여 작성한다.
- 지원동기는 본인의 강한 의지 및 지원하는 곳의 인재상에 대한 정보를 바탕으로 기재한다.
  거창하고 추상적인 표현들은 꼭 하고 싶은 본인의 진실된 소리를 작게 만들 수 있으므로 진실된 본인의 의지와 생각을 나타낸다.
- 읽고 싶은 자기소개서를 작성한다.
  한 장으로 작성하고 적당한 여백과 간격으로 간결함을 유지한다. 오타는 지원자의 신뢰도를 떨어뜨릴 수 있으므로 반드시 확인한다.

3) 치과위생사의 직무관리

(1) 치과위생사의 업무범위

'치과위생사는 치석제거 및 치아우식증의 예방을 위한 불소도포, 기타 치아 및 구강질환의 예방과 위생에 관한 업무에 종사한다. 이 경우 의료법 제 32조의 2 제1항의 규정에 의한 안전관리기준에 적합하게 진단용 방사선발생장치를 설치한 보건기관 드는 의료기관에서 구내 진단용 방사선촬영 업무를 할 수 있다.' 〈출처 : 의료기사등에관한법률시행령 제2조 제6항〉

치과위생사는 이와 같이 법률로 정해진 업무뿐 아니라 환자에게 치과의료서비스를 효율적으로 제공하기 위해 여러 직무분야의 정확한 이해와 실무능력을 겸비해야 한다. 또한, 연차별 직무관리를 통해 의미없는 연차만을 쌓는 것이 아니라 본인만의 커리어를 쌓을 수 있도록 끊임없이 노력해야 한다.

① 분야별 직무관리

치과위생사는 원활한 직무관리를 위해 임상, 상담, 서비스, 데스크, 보험청구 등의 업무와 치과의료관리에 필요한 분야별 직무단위의 업무를 이해하고, 단위업무에 따른 실무능력을 갖추어야 한다(표 2-2).

표 2-2 직무단위별 업무(예시)

직무 단위	단위 업무
세금 업무	• 매입 세금계산서 관리 • 매월 갑근세 납부 • 연말 매출 신고 • 직원 연말정산서류 취합
직원 관리	• 직원채용 관리 • 노무계약 관리 • 직원면담 관리
청구 관리	• 보험청구 • 보험청구 검토 • 보험보완, 재심청구 • 재료청구 전송
통계 업무	• 매출 현황(전년도 대비) • 환자수 통계 • 보철항목별 통계 • 임플란트 통계 • 상담자료 통계
장부 관리	• 일일 장부 • 보철 장부 • 임플란트 장부 • 현금매출 장부
Re-care	• 임플란트 환자 정기리콜 • 예약콜 • Delay 환자 콜 • 고액 환자 답례 • 미수 환자 관리
소모품 관리	• 물품신청 및 관리 • 세탁 관리
환경 관리	• 데스크 관리 • 화장실 관리 • 대기실 관리 • 카페테리아 관리 • 탈의실 및 회복실 관리

② 연차별 직무관리

치과위생사는 연차별 직무에 필요한 직무단위를 파악하고 이에 따른 적절한 실무능력을 갖추어 본인만의 커리어를 쌓아나갈 수 있도록 끊임없이 노력해야 한다(표 2-3, 2-4).

표 2-3 1~2년차 업무기술서(예시)

항목	주업무	세부업무	체크
직무 영역	출 · 퇴근 시	컴퓨터, 기계 on · off	
		핸드피스 오일링 & 소독	
		각 진료실 기본 기구 채우기	
		소공포 정리 및 진료실 채우기	
		셀라인, 차아염소산나트륨(NaOCl), 알코올솜, 소독거즈 채우기	
		담당구역 매뉴얼에 따라 청소	
		담당구역 소모품(거즈, 알코올, 솜, 종이컵) 채워넣기	
		파일, 버, 키트(kit) 채우기	
		타구 및 세면대 청소	
		일주일에 한 번씩 그물망 청소	
		기본 기구 소독 및 멸균	
		진료실 기계 충전	
	진료준비	방사선실 기계 및 프로그램을 작동시킬 수 있다.	
		진료실 기구 및 기계를 작동시킬 수 있다 (루트지엑스, 알파, 베타, 광중합기, 레이저, 미백기)	
		기본적인 체어 사용법을 알고 있다	
		모든 기계의 충전 상태를 확인하고 점검할 수 있다	
		각 재료들의 위치를 파악할 수 있다	
		이동카, 서랍의 위치를 파악하고 정리할 수 있다	
		인레이, 임플란트 치료 시 진료준비를 할 수 있다	
		크라운 치료 시 진료준비를 할 수 있다	
		신경치료의 과정을 이해하고 각 과정마다 진료준비를 할 수 있다	
		미백치료 시 진료준비 및 사진을 찍을 수 있다	
		차트를 보고 진료과정을 이해하고 진료준비를 할 수 있다	
		진료과정을 이해해서 다음 진료에 대하여 환자에게 미리 설명할 수 있다 (시간, 마취 여부)	
		석션과 라이트 조절을 잘 할 수 있다	
		진료가 끝난 후 체어 정리를 잘 하고 있다	
		진료실 청결을 위해 노력한다	
		병원의 물품들을 아끼고 잘 관리하고 있다	
		소독의 중요성을 알고 실행하고 있다.	
		환자를 대기실에서 체어까지 잘 안내하고 차트를 보고 진료즌비를 하고 있다	
		진료에 차질이 없도록 버, 파일 등을 수시로 채우고 있다	
		구강카메라 9분할 촬영을 정확히 할 수 있다	
		치아에 따라서 적절한 클램프를 선택할 수 있다	
		러버댐을 장착할 수 있다	

(계속)

항목	주업무	세부업무		체크
직무 영역	진료업무	인상채득	인레이 인상을 한번에 잘 뜰 수 있다	
			싱글 크라운 인상을 한번에 잘 뜰 수 있다	
			cord packing을 3분 안에 할 수 있다	
			인상채득을 잘 했는지 알 수 있다	
			알지네이트와 스톤을 기포 없이 뜰 수 있다	
			인상재, 알지네이트 스톤의 양은 적절히 사용하고 있다	
			인상채득 전 bite tray를 구강 내에 맞춰보고 양쪽 교합을 확인할 수 있다	
		방사선	파노라마, 치근단, 세팔로를 정확하게 촬영할 수 있다	
			각 촬영 시 매뉴얼에 따라 환자를 응대할 수 있다	
			근단병소, 인접면우식 등의 치근단 촬영을 할 수 있다	
			촬영 후 장비의 정리정돈을 잘 하고 있다	
		주의사항	레진 치료 후 주의사항을 설명할 수 있다	
			크랙치아에 대해 주의사항을 설명할 수 있다	
			인레이, 실활치, 크라운 치료 후 주의사항을 설명할 수 있다	
			턱관절에 관한 주의사항을 설명할 수 있다	
			미백치료 후 주의사항을 설명할 수 있다	
			스케일링 및 치주치료 후 주의사항을 설명할 수 있다	
			불소, 실란트, 치수절단 등 소아치료 후 주의사항을 설명할 수 있다	
			임플란트 및 상악동거상술에 대한 주의사항을 설명할 수 있다	
			매복치 발치 후 주의사항을 설명할 수 있다	
			신경치료 후 주의사항을 설명할 수 있다	
			교정치료 후 주의사항을 설명할 수 있다	
		임플란트	임플란트 식립부터 보철치료까지의 과정을 알고 있다	
			임플란트 수술 준비 및 수술 기구를 관리, 정리할 수 있다	
			임플란트 수술 시 협조를 할 수 있다	
			실크를 적절한 길이로 자를 수 있다	
			임플란트의 직경과 사이즈를 알고 준비할 수 있다	
			2차 수술준비를 할 수 있다	

표 2-4 **업무평정표(예시)**

항목	평정기준	체크
태도 (40점)	1. 출 · 퇴근 시간을 엄수하고 있는가?	
	3점 : 출근 5분 전에 도착하여 업무를 준비한다	
	1점 : 시간에 맞게 도착하거나 5분 내외로 지각한 적이 1~2번 정도 있다	
	0점 : 5분 이상 지각한 적이 3번 이상 있다	
	2. 자신이 맡은 업무를 잘 수행하고 있는가?	
	5점 : 자신이 맡은 업무에 책임감을 갖고 의욕적으로 수행하여 업무를 완수한다	
	3점 : 의욕적으로 수행하기는 하나 종종 놓치는 경우가 있지만 최선을 다한다	
	1점 : 맡은 업무에 대해 시간적 · 체력적으로 많이 힘들다	
	3. 연차에 맞게 솔선수범하고 있는가?	
	5점 : 지시받지 않아도 본인이 해야 할 일들을 스스로 찾아서 하고 있다	
	3점 : 지시받은 사항만 하고 있다	
	1점 : 지시받은 사항도 제대로 못하고 있다	
	4. 지난 1년 동안 업무향상을 위해 노력했는가?	
	7점 : 부족한 부분에 대해 적극적으로 교육 요청을 하거나 목표를 세워서 공부하고 있다	
	3점 : 부족한 부분이 무엇인지 알고는 있으나 따로 외부 교육을 받거나 요청하지는 않고 내부 세미나만 하고 있다	
	1점 : 내부 세미나를 준비하는 것도 부담스럽다	
	5. 병원 물품을 소중히 여기고 아끼는가?	
	5점 : 분실되거나 고장나지 않게 수시로 체크하고 소중히 다룬다	
	3점 : 분실이 됐거나 고장났을 때만 관리한다	
	1점 : 크게 상관하지 않는다	
	6. 병원의 청결을 위해 노력하는가?	
	7점 : 내가 한 것이 아니더라도 솔선수범하여 수시로 정리한다	
	3점 : 내가 한 것에 대해서만 뒷정리를 한다	
	1점 : 내가 한 것도 잘 정리하지 않는다	
	7. 용모 상태는 청결한가?	
	3점 : 유니폼이 깨끗하고 머리망을 착용하며 손톱관리를 잘하고 매니큐어, 장식을 자제한다	
	1점 : 유니폼 세탁이 안 될 때가 간혹 있고 옅은 매니큐어를 할 때가 있다	
	0점 : 유니폼 관리가 안 되고 머리망 착용을 안 하며 과한 장식을 한다	
	8. 근무 시간에 업무에 집중하는가?	
	5점 : 근무 중 여유가 생길 때도 업무에 관련된 일을 하거나 공부를 한다	
	2점 : 근무 중 여유가 생길 때 사적인 업무를 보거나 업무에 관련 없는 일들을 한다(쇼핑, 게임 등)	
	1점 : 공적인 업무와 사적인 업무의 구별이 어렵다	
능숙도 (35점)	9. 내가 아는 지식을 환자의 구강 상태에 따라 응용하여 적용할 수 있는가?	
	5점 : 환자 케이스에 따라 빨리 판단하여 환자가 편안하고 빠르게 진료받을 수 있도록 한다	
	3점 : 실무적인 지식은 있으나 기술이 약간 부족해 체어타임이 긴 편이다	
	1점 : 지식과 기술 모든 부분에서 부족하여 업무에 다소 지장을 준다	

(계속)

항목	평정기준	체크
능숙도 (35점)	10. 원장님의 진료 스타일을 이해해 상황에 맞게 적절한 비유로 환자에게 쉽게 설명할 수 있는가?	
	7점 : 원장님의 설명을 충분히 이해하고 나만의 비유를 가미해 쉽게 설명할 수 있다	
	3점 : 원장님이 설명하시는 방식 그대로 설명할 수 있다	
	1점 : 원장님이 설명하시는 것도 이해하기가 어렵다	
	11. 진료의 흐름을 파악하여 스스로 속도 조절을 할 수 있는가?	
	5점 : 진료실 상황을 파악해서 시간이 지체될 것 같으면 빨리 상사에게 도움을 요청한다	
	3점 : 진료실 상황은 파악하고 있으나 지체되더라도 자신이 끝까지 한다	
	1점 : 자신이 맡은 진료를 보느라 진료실 상황까지 파악하기 어렵다	
	12. 치료에 대한 설명과 주의사항 및 동의서 등을 환자에게 잘 설명하는가?	
	5점 : 치료 전·후와 중간중간에 적절하게 설명해 주고 동의서도 꼭 챙겨서 컴플레인 발생을 줄인다	
	3점 : 치료 내용과 주의사항은 설명하나, 동의서나 진료실에 대기 중인 환자를 놓치는 경우가 종종 있다	
	1점 : 설명이 제대로 안 돼서 가끔 컴플레인이 발생한다	
	13. 예기치 못한 상황에 적절히 대응하는가?	
	3점 : 먼저 상황을 파악한 후 빠른 판단으로 상사에게 도움을 요청하여 진료에 차질이 없게 하지만 추후 해결하기 위해 노력한다	
	1점 : 먼저 상황 파악 후 상사에게 도움을 요청하여 문제를 해결하지만 아직 거기까지 내가 알 필요가 없다고 생각한다	
	0점 : 뭐가 문제인지도 모르겠다	
	14. 환자와 상담 시 화법이나 표정, 목소리 톤이 적절한가?	
	3점 : 감정의 기복 없이 밝은 미소와 목소리로 응대한다	
	1점 : 가끔씩 본인의 기분에 따라 표정이나 화법이 적절치 못해 컴플레인이 발생하는 경우가 있다	
	0점 : 적절치 못한 화법으로 환자와의 오해가 자주 발생한다	
	15. 환자를 안내하는 방법이 적절한가?	
	7점 : 환자 옆에 동행하며 small talk로 환자의 긴장감을 덜어준다	
	3점 : 환자에게 등을 보이게 가면서 가끔씩 돌아보며 안내한다	
	1점 : 먼저 진료실에 들어가 환자를 놓친 경험이 있다	
팀워크 (25점)	16. 직원들과 마음을 다하여 소통하고 있는가?	
	3점 : 모든 직원에게 관심을 가지고 먼저 다가가려는 노력을 항상 하고 있다	
	1점 : 자신과 친한 사람에게만 관심을 갖고 노력한다	
	0점 : 업무에 관련된 일 외에는 관심이 없다	
	17. 팀워크를 도모하고 팀원을 배려하는가?	
	7점 : 힘들어도 내가 도울 수 있는 것이 무엇인지 살펴보고 도우려고 노력한다	
	3점 : 너무 힘들 때를 제외하고는 팀원을 도우려고 노력한다	
	1점 : 내 할 일만 하고 쉰다	
	18. 상사의 지시를 잘 수행하는가?	
	5점 : 지시 내용을 정확히 이해해 기한 내에 수행하여 차질이 없게 한다	
	3점 : 지시 내용은 이해하나 기한 내에 수행하지 못하는 경우가 있다	
	1점 : 지시 내용을 이해하지 못해 수행하기가 어렵다	

(계속)

항목	평정기준	체크
팀워크 (25점)	19. 치과의 긍정적인 분위기 형성을 위해 노력하는가?	
	7점 : 공과 사를 구분하여 힘들어도 내색하지 않고 긍정적인 분위기를 만들기 위해 느력한다	
	3점 : 밝은 편이기는 하나 가끔씩은 기분에 따라 기복이 있기도 하다	
	1점 : 감정 기복이 심한 편이고 불만이나 부정적인 말을 많이 한다	
	20. 서로에게 적절한 피드백을 하고 있는가?	
	3점 : 적극적으로 상사와 공유하고 조언을 구하며 좋은 관계를 유지한다	
	1점 : 주도적이지는 않지만 상사가 물어보면 조언을 구한다	
	0점 : 피드백을 받는 것도 부담스러워한다	
	계 (100점 만점)	
종합 평가		

Chapter 03

치과 의료서비스관리

학습목표

1. 치과 의료서비스의 특성을 설명할 수 있다.
2. 치과 의료서비스관리에 필요한 고객만족에 더한 개념과 요소를 설명할 수 있다.
3. 서비스관리를 통해 고객 컴플레인 응대방법을 설명할 수 있다.

Chapter 03

치과 의료서비스관리

1 치과 의료서비스

1) 의료서비스의 이해

의료서비스란 질병의 치료, 간호, 예방, 관리 및 재활을 주체로 하는 본질적인 의료서비스에 건강 유지 및 증진을 포함한 포괄적 의료서비스를 말한다. 보건의료 종사자가 서비스의 공급자이며, 그 기능을 효과적으로 하기 위해 공적 · 사적 조직, 지방, 국가의 행정기관이 지원한다. 서비스는 무엇보다도 먼저 질이 높아야 하므로 각 보건의료 종사자의 고도의 지식과 전문적 능력, 기술이 요구된다. 다음으로 서비스는 인재, 자재, 경제력 차원에서 양적으로 충분해야 한다. 또한 이들 서비스는 개별적으로 하는 것이 아니라 일관성, 포괄성이 필요하며, 이를 위해서는 조직 전체의 체계성(organization)이 필요하다. 그리고 서비스의 공급자와 서비스를 받는 사람과의 사이에는 신뢰관계가 절대적으로 필요하다.

(1) 의료서비스의 3단계

① 사전 서비스(Before service) : 거래 전 서비스

- 판매 전에 제공되는 서비스로, 판매의 가능성을 타진하고 촉진하는 단계이다.
- 카탈로그, 광고지, DM, 주차안내, 홈페이지, 블로그 광고 등이 여기에 포함된다.

② 현장 서비스(On service) : 거래 중 서비스

- 고객과 서비스 제공자 사이에 직접적으로 상호 거래가 이루어지는 단계이다.

- 서비스 제공자의 태도나 시스템의 편리성, 제공 내용의 정확성, 신속성 등은 서비스 품질을 좌우하는 중요한 요소이다.

③ **사후 서비스(After service) : 거래 후 서비스**

- 현장 서비스가 종료된 시점 이후의 서비스 단계이다.
- 고정 고객 확보를 위해 중요하며, 사후 서비스의 처리 속도 및 정확성, 서비스 직원의 태도 등은 고객 유지 및 잠재 고객 확보에 중요하다.
- 서비스 보증제도, 보상제도, 유지보수, 수선 등이 여기에 포함된다.

(2) 양질의 의료서비스 조건

① 접근성

재정적 · 지리적 그리고 사회문화적인 이유로 인하여 주민들에게 필요한 보건의료서비스를 제공 하는 데 있어서 장애를 받아서는 안 된다.

② 포괄성

보건의료의 내용에는 예방과 치료, 재활 및 건강증진사업 등 이와 관련되는 다양한 서비스가 잘 조정되어 포함되어야 한다.

③ 질

보건의료의 의학적 적정성과 사회적 적정성이 동시에 달성될 수 있도록 적정하게 제공되어야 한다.

④ 지속성

각 개인에게 제공되는 보건의료는 시간적 · 지리적으로 상관성을 갖고 적절히 연결되어야 한다.

⑤ 효율성

보건의료의 목적을 달성하는 데 투입되는 자원의 양을 최소화하거나 일정한 자원의 투입으로 최대의 목적을 달성할 수 있어야 한다.

2) 치과 의료서비스 (그림 3-1)

(1) 치과 의료서비스의 분류

① 본질적인 서비스

본질적인 치과 의료서비스란 전문적인 의료 행위로 환자의 진단 및 치료, 재활 등 치과의사에 의해 이루어지는 서비스를 말한다.

② 부가적인 서비스

부가적인 치과 의료서비스란 환자의 진료와 관련된 여러 절차 및 그에 따른 직원들의 응대, 치과병·의원의 진료 환경 등을 말한다.

● 부가적인 서비스의 특징

① 환자 응대 등 환자와의 접촉 빈도가 높은 서비스이므로 개별화되고 차별화된 서비스이다.

② 환자와 병원(의사)을 연결시켜주는 매개체 역할을 하므로 전문적인 지식이 요구되는 서비스이다.

③ 청결하고 쾌적한 진료 환경은 환자의 만족도를 높이는 데 있어 의료의 본질적 서비스만큼 중요한 서비스이다.

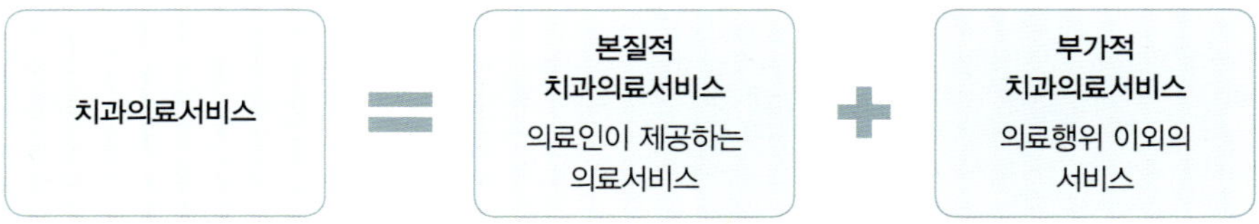

그림 3-1 **치과의료서비스의 개념**

(2) 치과 의료서비스의 특성

① 무형성

서비스는 유형적 제품처럼 보거나 느끼거나 맛보거나 만질 수 없다. 무형성이므로 저장할 수 없으며 전시하고 전달하는 것이 쉽지 않다. 때문에 서비스를 이용하는 환자들은 가시적인 결과물이 없다고 느낄 수 있으며, 일반 제품을 구매하는 것보다 만족감을 덜 느끼게 된다.

② 동시성(비분리성)

서비스의 생산과정은 고객의 참여가 절대적인 경우가 대부분이다. 서비스는 생산이 이루어지는 동시에 소비가 일어나는 비분리적인 속성을 지니고 있다.

이처럼 서비스는 동일한 시간과 장소에서 이루어지는 동시성의 특징을 가지고 있으므로 생산자인 병원과 소비자인 환자가 모두 서비스의 결과에 영향을 미친다. 또한 현장의 직원과 고객의 행위가 중요하며, 고객은 서로에게 영향을 미친다.

③ 가변성(이질성)

서비스는 행위에 의해 생산되는 성과이기 때문에 정확히 똑같은 서비스를 기대할 수는 없다. 서비스를 제공하는 직원의 서비스는 오늘과 내일 그리고 시간마다 달라질 수도 있다. 때문에 사람에 의해 이루어지는 서비스는 일관된 생산을 기대할 수 없으그로 전달 방법이나 경로에 따라서 서비스의 질이 달라지는 가변성의 특징을 가지고 있다.

④ 소멸성

서비스는 상품처럼 저장하거나 교환, 반품, 환불이 불가하다. 판매되지 않은 서비스는 사라지고 만다.

2 고객만족(CS) (그림 3-2)

고객만족(Customer Satisfaction, CS)이란 고객의 입장에서 생각하고 진정한 의미에서 고객을 만족시킨다는 의미이다.

사회의 발전과 더불어 환자의 필요와 욕구는 점점 더 다양해지고, 그 기준 또한 높아지고 있다. 따라서 환자의 필요와 욕구를 정확하게 파악하고 만족시켜 병원경영의 성공적인 목표를 달성하려는 노력이 필요하며, 고객만족을 향상시킬 수 있는 다양한 치과 의료서비스관리가 반드시 필요하다. 환자의 만족은 의료서비스 제공자가 환자의 기대를 충족시키거나 드는 기대 이상으로 충족시켰다고 환자가 인식하는 것이다.

환자는 만족도에 따라 제공받은 의료서비스의 질을 평가하며, 환자 평가에 따른 피드백을 통해 서비스 문제점을 개선할 수 있으므로 환자 평가는 의료서비스의 품질을 향상시킬 수 있는 좋은 정보가 된다.

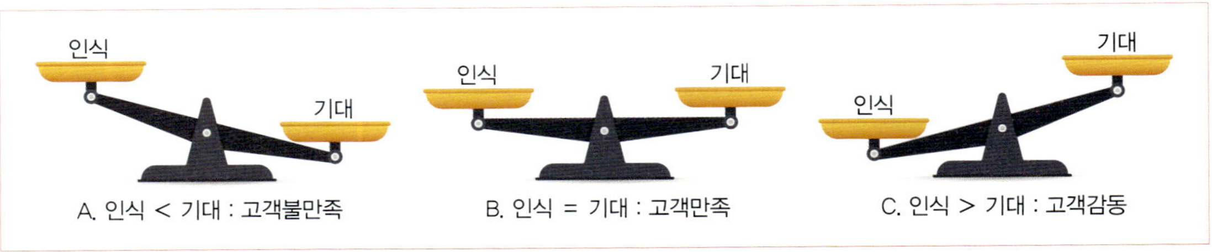

그림 3-2 **고객만족의 개념**

1) 고객만족 서비스 패러다임의 변화

사회의 발전과 더불어 고객이 서비스를 이해하는 개념이 변화하고 있다. 과거의 고객만족은 생산자의 입장을 낮추어 고객을 기쁘게 하는 것이었다면, 현재는 상호 win-win의 가치를 창출하는 의미의 고객만족으로 그 개념이 변화한 것이다.

단지 물건을 팔거나 서비스를 제공하는 개념이 아닌, 서비스를 통해 가치를 제공하고, 그 가치를 제공받는 고객이 필요에 따른 가치에 대한 만족을 얻는 것이다.

- **고객만족 서비스의 가치변화(사례)**

음식을 팔 때	내게 음식을 팔지 말아주세요 → 가족과 행복한 시간을 제공해 주세요
옷을 팔 때	내게 옷을 팔지 말아주세요 → 세련된 인상, 멋진 스타일, 매력적인 외모를 원해요
물건을 팔 때	내게 물건을 팔지 말아주세요 → 꿈과 느낌과 자부심과 일상생활의 행복을 팔아주세요

2) 고객만족의 요소

고객만족을 향상시킬 수 있는 고객의 접점은 인적 요소, 무형적 요소, 유형적 요소의 3가지 구성요소로 나눌 수 있다(그림 3-3).

① 인적 요소(Human ware)

서비스를 제공하는 사람을 중심으로 하는 요소로, 서비스 제공자의 친절도, 신뢰성, 이미지, 응대태도 등이 이에 해당한다.

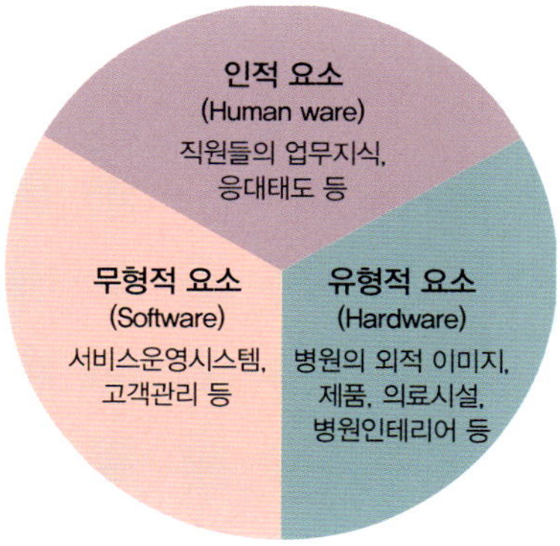

그림 3-3 고객만족의 요소

② 무형적 요소(Software)

서비스가 제공되는 프로세스를 중심으로 하는 요소로, 서비스운영시스템, 고객관리 등이 이에 해당한다.

③ 유형적 요소(Hardware)

고객이 직접적으로 접하는 물질적 요소로, 시설, 장비, 비품, 검사기구, 병원의 외형에 해당하는 간판, 조명 및 기타 인테리어 등이 이에 해당한다.

Tip 고객만족을 위한 고객의 기대가치 충족

- 고객은 환영받고 싶어한다.
- 고객은 기억되고 싶어한다.
- 고객은 중요한 사람으로 인식받고 싶어한다.
- 고객은 존중받고 싶어한다.
- 고객은 편안하고 싶어한다.

Tip 쿠션(Cushion) 화법

쿠션 화법은 꺼내기 어려운 말을 할 때 미안함을 먼저 표현하는 화법으로 부탁하거나 지시, 거절 등을 할 때 부드러운 쿠션을 깔아주는 듯한 대화법이다.

자신을 낮추는 말을 문장의 첫 부분에 제시함으로써 상대방의 감정을 상하지 않게 할 뿐만 아니라 스스로 공손하게 보일 수 있다.

예를 들면 '죄송하지만', '어려우시겠지만', '번거로우시겠지만', '실례지만', '괜찮으시다면' 등의 표현이다.

3 서비스 지원

1) 모니터링(Monitoring)

모니터링은 서비스 품질을 측정하는 하나의 수단으로, 고객접점의 서비스 품질을 지속적으로 점검하여 조사된 기업의 접점 관리에 대한 문제점 및 개선 과제를 도출하여 신속한 피드백을 하기 위한 것이다. 즉, 현장의 서비스 품질 통제 및 고객에 제공하는 서비스 품질을 향상시키는 조사이다.

(1) 서비스의 모니터링 방법

① **가상고객법** : 서비스를 점검하고자 하는 병원에 고객으로 가장하여 참여하는 방법

② **관찰조사법** : 다른 고객이 서비스 받는 모습을 관찰하여 조사하는 방법

Tip 미스터리 쇼핑(mystery shopping)

암행평가(暗行平價)라고도 하는데 고객으로 가장한 심사 · 평가원이 직접 매장이나 영업장을 방문하여 고객 경험(customer experience)을 얻은 뒤 그것이 사전에 기대한 평가기준에 얼마나 부합했는지 평가하는 경영평가 활동의 한 방법이다. 이때 고객을 가장하는 평가원을 미스터리 쇼퍼(mystery shopper)라 한다.

2) 모니터링 분석 및 평가

서비스의 품질은 '고객의 서비스에 대한 기대와 실제 느끼는 것의 차이'에 의해 결정된다.

(1) 접점별 평가서식 제작

① **동선 분류** : 서비스를 이용하는 모든 순간의 서비스 흐름
② **접점 분석** : 각 동선의 흐름에 따라 사람, 과정, 물리적 시설을 목적에 따라 분류
③ **품질평가 항목** : 서비스 품질 평가 체크리스트에 고려
④ **평가기준 확립** : 서비스 표준화 기준을 바탕으로 구체적 체크사항 마련

(2) 모니터링 평가표 사례

구분	대기실							
세부항목	서비스 표준 MOT	행동 표준	평가도					모니터링 결과
			5	4	3	2	1	
안내	이쪽 쇼파에 앉으시겠습니까?	● 공통사항 정확한 안내와 눈과 손이 일치						적절하게 응대
대기	• 5분 정도 대기 시 이것은 우리 병원의 브로셔입니다. 읽어보시겠습니까? 혹은 이것은 고객님 질환에 대한 안내서입니다. 읽어보시면 질환에 대한 이해에 좀 더 도움이 되실 것입니다	고객에 맞는 정보 제공						최대한 고객들의 궁금증을 풀어드리려 노력하고 있음
	• 5~10분 대기 시 따뜻한 차 한잔 어떠십니까? 제가 준비해 드리겠습니다 그리고 신문과 잡지가 준비되어 있습니다만 제가 갖다 드릴까요?	정갈한 차 한 잔(질병에 해가 되지 않는 차로 준비)						차 대접 및 안내는 잘 하고 있으나 조금은 딱딱하게 느껴지는 응대
	• 10분 이상 환자 지연 방치 시 오늘 정말 날씨가 좋죠? 등의 기분전환이 될 수 있는 화제 거리 제공							
문진	• 10~30분 이상 대기 시의 문진 대기시간이 좀 길죠? 기다리시는 동안 고객님의 건강상태를 위해 몇 가지 여쭤봐도 되겠습니까? (최근 복용하고 있는 약 또는 최근 병원 경력이나 당뇨/혈압 등)	고객에게 부담이 되지 않는 범위에서 진료에 도움이 되는 문진표 준비						고객들에게 크션 용어 필요
진료실 안내	앞의 환자분 진료가 이제 끝났습니다. 제가 진료실로 안내해 드리겠습니다							

(계속)

구분	대기실							
세부항목	서비스 표준 MOT	행동 표준	평가도					모니터링 결과
			5	4	3	2	1	
진료실 안내	• 15분 이상 대기 시 오래 기다리셨습니다. 제가 진료실로 안내해 드리겠습니다							
기타	대기실 분위기가 산만하지 않은가?							
	대기실 내부의 인테리어 및 쇼파가 청결하고 편안한가?							
	대기실 바닥이 발소리가 크게 나지 않는가?							
	온도와 습도 표시는 적당한가? (온도계 & 습도계 부착 여부)							
	환자가 동반한 고객도 관리하는가?							

3) 모니터링 평가에 따른 피드백

모니터링 후의 서비스 평가와 피드백에 따라 다음과 같이 시행한다.

① 고객이 보는 관점으로 서비스를 평가하고 개선안을 모색한다.

② 잘 된 부분은 칭찬하여 동기부여를 한다.

③ 평가기준을 바탕으로 부족한 부분을 교육한다.

④ 개선에 도움이 되는 교육을 선택한다.

⑤ 실전에서 실행할 수 있도록 경험을 유도하여 익숙하게 한다.

⑥ 일정 기간 후 모니터링을 다시 시행하여 효과를 확인한다.

4 서비스 관리

1) 고객 컴플레인

컴플레인(complain)이란 '불평이나 불만을 나타내다'는 뜻으로 고객에게 불만족한 상황이 발생되는 경우를 말한다. 컴플레인은 즉시 행동하거나 자체 내부의 조치에 의해 해결이 가능한 불만사항이다. 컴플레인과 함께, '고객이 불만을 나타내다'는 의미의 클레임(claim)이라는 말도 많이 쓰이고 있다. 클레임은 본래 '요구하다', '제안하다'는 의미로 물질적 · 정신적 보상, 크게는 법적 보상이 필요한 경우에 사용되는 말이다. 이 두 가지 의미를 잘 구분하여 서비스를 관리해야 할 것이다.

고객 컴플레인은 제품이나 서비스의 문제점을 개선하여 품질을 향상시킬 수 있는 좋은 정보가 된다. 고객과의 유대 강화로 고정 고객을 만들 수 있는 기회가 될 수 있으며, 해결 후에는 만족한 고객의 재방문과 구전효과까지 기대할 수 있다.

(1) 다시 찾는 고객과 다시 오지 않는 고객

대부분의 불만 고객은 자신의 불만을 직접 말하지 않고 거래를 중단한다. 불만 환자 중 50%는 불만을 전혀 이야기하지 않고, 45%는 업무 담당자에게 직접 이야기하고, 나머지 5%만이 의사나 관리자에게 불만을 말한다.

만족한 환자는 4~5명에게 칭찬을 하고, 불만족한 환자는 9~10명에게 불만을 말한다는 이론들이 있다.

불만 고객의 불만을 잘 대처하여 만족으로 전환하는 경우 충성 고객이 될 확률이 높고, 재방문과 구전효과까지 기대할 수 있다.

● **고객을 화나게 하는 7가지 태도**

① 무관심	내 소관, 내 책임이 아니며 나와는 상관이 없다는 태도
② 무시	직원 입장에서 고객의 문제 중 귀찮을 수도 있는 요구를 못 본 척, 못 들은 척 피하는 태도
③ 냉담	고객을 귀찮고 성가신 존재로 취급하여 차갑그 퉁명스럽게 대하는 태도
④ 어린애 취급, 거만	고객을 무시하고 가르치려 하거나, 투정부린다는 식으로 대하는 태도
⑤ 경직화, 로봇화, 사무적	마음을 담지 않고 인사나 응대, 답변 등이 매우 기계적이고 반복적으로 고객을 대하는 태도
⑥ 규정 우선시	고객의 형편과 사정보다는 내부의 규정과 규칙을 우선시하며 강요하는 태도
⑦ 발뺌	자신의 업무영역, 책임한계만을 말하며 처리를 다른 곳으로 떠넘기는 태도

(2) 고객 응대 기법

① HEAT 기법

고객이 불만을 이야기하는 동안 중간에 변명을 하거나, 말을 가로막거나, 건성으로 듣거나 불성실한 태도를 보이면 고객의 분노를 더 촉발시킬 수 있다.

● HEAT 기법

H (Hear then out)	고객의 불만사항을 다 털어 놓을 수 있도록 끝까지 들어준다
E (Empathize)	고객의 분노를 깊이 공감해준다
A (Apologize)	정중하게 사과한다
T (Take responsibility)	고객이 납득할 수 있는 해결방안을 제시한다

② MTP 기법

상대방의 감정이 격해 있을 때에는 진정할 때까지 기다려주고, 그 후에는 주도적인 태도가 필요하다.

● MTP 기법

M (Man)	• 응대하는 사람을 바꾼다 직원 → 책임자 → 실장 → 원장
T (Time)	• 시간을 바꾼다(시간을 끊어준다는 의미) 고객의 화난 감정을 누그러뜨리기 위해 마실 것을 권유하는 등 상황을 잠시 중단시켜주어야 한다
P (Place)	• 장소를 바꾼다 진료실이나 대기실에서 상담실과 같이 조용한 장소로 옮긴다

● 불만처리 단계

① 사과	죄송하다는 말이 비난을 받아 마땅하다는 의미는 아니다
② 경청과 공감	"솔직하게 말씀해 주셔서 감사합니다" "많이 속상하시겠어요. 죄송합니다"
③ 해결책 모색	정중한 자세, 고객에게 대안제시 기회제공 "덕분에 저희가 필요한 조치를 할 수 있었습니다"
④ 신속한 해결	고객과의 약속은 성실히 이행
⑤ 결과 확인 및 사후 관리	이행 중, 이행 후 고객만족도 확인 "확인해보시겠습니까?" "지난번 말씀하신 부분은 바로 시정조치 하였습니다"

2) 컴플레인 사례조사 및 처리방법

(1) 고객 불평처리 시스템 설계

• 고객 불평처리의 중요성 인식하기

- 모든 불만사례 기록(예 : 고충사항 접수대장)
- 적절한 불평처리 및 보고절차 확립
- 고객 불평 정보의 활용

(2) 고객의 소리 경청

- 고객제안카드 제작
- 고객소리함 이용

(3) 컴플레인의 유형별 분류 및 대처방법

고객 불만에 대한 긍정적이고 신속한 대처는 병원에 대한 인식을 바꾸고 더 큰 신뢰를 줄 수 있는 기회이다.

● 컴플레인의 유형별 분류와 대처방법

유형	대처방법
① 신중하고 꼼꼼한 유형	• 비슷한 사례나 다른 고객의 예를 들어주며 추가 설명한다 • 혼자 생각할 수 있는 시간적 여유를 준다 • 분명한 근거나 증거를 제시하여 스스로 확신을 갖도록 유도한다
② 성격이 급하고 신경질적인 유형	• 인내심을 가지고 응대한다 • 언짢은 내색을 보이거나 규정만 내세우지 않는다 • 불필요한 대화를 줄이고 신속하게 처리한다
③ 빈정거리며 무엇이든 반대하는 유형	• 대화의 초점을 주제방향으로 유도하여 해결에 접근할 수 있도록 한다 • 고객의 빈정거림을 적당히 인정하고 요령껏 받아주며 고객의 만족감을 유도하면 타협의 자세를 보이게 된다
④ 쉽게 흥분하는 유형	• 논쟁을 하거나 같이 화를 내는 일이 없도록 하며 상대방이 누그러질 때까지 시간을 두고 기다려야 한다 • 고객 스스로 감정을 조절할 수 있도록 유도하는 우회적인 화법을 활용한다
⑤ 전문가이며 거만한 자기 과시 유형	• 우선 고객의 말을 잘 들으며 상대를 인정하고 높여주면서 친밀감을 조성한다 • 직원 자신의 전문성을 강조하지 말고 문제 해결에 초점을 맞추어 무리한 요구사항에 대체할 수 있는 사실을 이야기한다
⑥ 얌전하고 과묵한 유형	• 말이 없다고 해서 흡족한 것으로 착각해서는 안 된다 • 말투와 표현에 주의한다
⑦ 소리 지르는 유형	• 직원의 목소리를 작게 낮추고 말을 천천히 이어가며, 고객 자신의 목소리가 지나치게 크다는 사실을 깨닫게 한다
⑧ 깐깐한 유형	• 고객이 잘못을 지적할 때는 절대로 반론을 펴지 않는다 • 이런 유형은 불만이 발생하기 전에 예방하는 것이 최선이다

3) 컴플레인 해결을 위한 5가지 기본 원칙

① 피뢰침의 원칙

- 자신을 조직의 피뢰침으로 생각하는 것으로, 고객의 불합리한 분노로 인해 자신의 감정을 조절할 수 없다고 느껴질 때 필요한 원칙이다.
- 고객은 자신에게 개인적인 감정이 있어서 화를 내는 것이 아니라 일 처리에 대한 불만으로 복잡한 규정과 제도에 대해 항의하는 것이라는 관점을 가져야 한다.

② 책임 공감의 원칙

- 우리는 조직구성원의 일원으로서 자신이 한 행동의 결과이든 다른 사람의 일 처리 결과이든 고객의 불만족에 대한 책임을 함께 져야 한다.
- 고객에게는 누가 담당자인지가 중요한 것이 아니라 자신의 문제를 해결해 줄 것인지 아닌지가 중요하다.

③ 감정 통제의 원칙

- 사람을 만나고 의사소통을 하고 행동하는 것이 직업이라면 사람과의 만남에서 오는 부담감을 극복하고 자신의 감정까지도 통제할 수 있어야 한다.

④ 언어 절제의 원칙

- 고객 상담에 있어서 말을 많이 하는 것은 금기이다.
- 고객의 말을 많이 들어주는 것이 고객의 문제를 빨리 해결할 수 있는 길이고, 고객과 좋은 관계를 형성할 수 있는 방법이다.

⑤ 역지사지의 원칙

- 고객의 입장에서 문제를 바라보아야 한다.
- 고객은 우리의 규정을 보지도 못했고, 그 규정의 합리적 존재 이유에 대해서 알지도 못할뿐더러 처리되는 절차에도 관심이 없다.
- 고객이 마치 우리의 업무 프로세스나 규정들을 모두 알고 있다는 듯이 상담하는 오류를 범하여서는 안 된다.

PART II

치과병·의원 행정관리

Chapter 04

치과 원무관리

학습목표

1. 원무관리의 개념과 업무 범위를 이해한다.
2. 환자 유형별 초진과 재진을 구분하여 접수할 수 있다.
3. 효율적인 예약관리를 할 수 있다.

Chapter 04

치과 원무관리

1 원무관리의 이해

원무는 '병원사무'라는 말을 줄인 용어이며, 원무관리는 진료업무가 신속하고 원활하게 수행될 수 있도록 조정하고 지원하는 역할을 담당한다.

1) 원무관리의 개념

원무관리는 넓은 의미의 원무관리와 좁은 의미의 원무관리로 나누어 생각할 수 있다.

① **광의적 원무관리** : 병원을 합리적으로 운영할 수 있는 기록, 수집, 처리, 분석, 관리 등의 종합적인 업무

② **협의적 원무관리** : 신속하고 원활한 진료를 위한 접수, 수납, 진료비 청구, 제증명 등의 진료지원 업무

2) 원무관리의 범위

원무관리는 크게 외래 원무관리와 입·퇴원 원무관리로 분류되며, 환자를 직접 응대하는 창구응대 업무와 비접점에서 관리하는 창구지원 업무 및 경영적인 전반관리 업무로 분류할 수 있다.

① **창구응대 업무** : 환자들의 수속 및 이용절차에 관계되는 업무로 환자 유형별 접수와 진료비 계산, 수납, 예약 등의 진료지원 업무 등이 있다.

② **창구지원 업무** : 창구응대 업무가 원활하게 이루어지도록 지원하며, 미수금이나 보험청구 사후관리 등의 업무가 있다.

③ **전반관리 업무** : 병원의 효율적인 운영을 위한 구매, 재무, 회계, 예산, 기획, 홍보, 대외업무 등이 있다.

3) 치과 원무관리

원무관리는 치과병원과 치과의원의 업무 범위와 업무 과정이 다르다.

치과병원은 중앙 원무과에서 모든 진료과를 총괄적으로 관리하므로 치과 데스크에서는 전화응대, 예약, 청구 입력, 수납 입력 등의 직접적인 진료 업무를 중심으로 수행하는 경우가 많다. 중앙 원무과에서는 치과에서 입력한 처방 내역으로 처방전달 시스템을 통해 진료비를 받고 치과에서 확인된 날짜로 예약을 하게 된다. 또한 치과 진료비 청구도 주로 중앙 심사팀에서 수행한다. 하지만 치과의원에서는 위의 업무들을 모두 치과 데스크에서 담당한다(표 4-1).

표 4-1 치과병원과 치과의원의 원무관리 범위

A. 치과병원의 원무관리

치과병원	업무 범위	상세 업무
치과 데스크	외래업무관리	환자정보관리, 예약, 접수, 청구 입력, 수납 입력, 증경서 발행, 기록 등
중앙 원무과	외래업무관리 / 입퇴원관리	진료비계산, 수납, 증명서발급, 입원관리, 등록, 퇴원정산, 퇴원수납 등
	미수금관리	청구내역관리, 미수내역관리, 환자통보 및 조치 등
	의료보험청구관리	재원심사, 사후심사, 삭감분석, 이의신청 및 청구 등

B. 치과의원의 원무관리

치과의원	업무 범위	상세 업무
치과 데스크	외래업무관리	환자정보관리, 예약, 접수, 처방, 수납, 증명서 발행 등
	미수금관리	청구내역관리, 미수내역관리, 환자통보 및 조치 등
	의료보험청구관리	재원심사, 사후심사, 삭감분석, 이의신청 및 청구 등

2 진료접수관리

1) 방문 접수

환자가 내원하면 진료 서비스를 제공하는 데 필요한 환자의 개인정보를 진료신청서나 접수증에 기록할 수 있도록 안내한다. 환자에게 초진, 재진의 여부와 치과를 방문하게 된 이유 및 현 상태, 전신병력, 약 복용 및 방문 동기 등을 서면 및 문진을 통해 기록한다. 그리고 확보된 정보를 전산프로그램에 등록한다. 이때 환자의 의료보장 유형과 급여 제한 또는 의료보험 자격상실 등을 확인하여 진료가 시작되기 전에 환자와 진료실에 알려서 조치를 취하도록 한다.

(1) 환자 구분

환자는 내원 여부에 따라 신환과 구환으로 구분되며, 진찰료 산정 기준에 따라 초진 환자와 재진 환자로 구분된다.

① 신환

신환이란 새로운 환자라는 의미로, 치과병 · 의원에 처음 방문한 환자이다. 환자 개인정보로 전산에서 환자 검색을 하였을 때 기록이 없는 상태이므로 내원 당일에 등록번호를 부여하고 환자 정보를 입력한다. 병원급에 속해 있는 치과인 경우 다른 과에 진료 경험이 있는 환자는 이미 등록번호가 부여되어 있으므로 치과는 처음이라도 구환이며, 치과에서 진료를 받은 경험이 없으므로 초진이다.

② 구환

구환이란 본원에 내원해서 진료를 받은 적이 있는 환자로, 등록번호와 진료 내역이 이미 존재한다.

③ 초진 환자

내원 여부와 관계없이(신환, 구환 모두 해당) 동일 의료기관의 동일 진료과목 의사에게 진료를 받은 경험이 없는 환자를 말하며, 진료를 받은 경험이 있어도 해당 상병의 치료가 종결된 후 일정 기간(30일 이후)이 지나서 재발하여 내원하는 경우도 초진 환자에 해당된다.

④ 재진 환자

동일 치과병 · 의원에서 동일 의사에게 계속해서 진료를 받고 있는 환자로 해당 상병으로 치료가 종결되지 않고 계속 내원하여 치료를 받고 있거나 해당 상병이 치로 종결된 후 30일 이내에 내원하거나 해당 상병의 완치 여부가 불분명하여 치료 종결이 명확하지 않은 경우 90일 이내에는 재진 환자에 해당된다.

⑤ 입원 환자(낮병동 환자)

입원 환자는 병원에서 24시간 입원하여 계속적인 관리를 받는 환자이며, 낮병동 환자는 입원과 외래의 중간 형태로 입원 수속을 하되 병원에서 숙식하지 않고 낮 동안에만 시술이나 간단한 수술을 받고 저녁에 귀가하는 환자이다.

(2) 보험 유형

의료보험 유형은 일반적인 보험 유형과 급여보조 유형, 기타 유형으로 구분할 수 있다.

① **일반적인 보험 유형** : 국민건강보험, 의료급여, 자동차손해배상보험, 산업재해보상보험

② **급여보조 유형** : 장애인, 중증 질환, 희귀난치성 질환, 보훈제도

③ **기타 유형** : 보험 일시정지 환자, 급여제한 환자, 비급여 환자, 전액본인부담 환자, 외국인 환자

a. **급여제한 환자** : 교통사고, 폭행사고, 음독사고, 자해, 타인에 의한 고의 또는 과실로 인한 부상, 업무상 또는 공무상으로 진료받을 때, 1개월 이상 보험료 체납이 있는 경우 급여제한이 된다.

b. **비급여 환자** : 꼭 필요하지 않은 진료 행위를 받는 경우 보험재정에서 지원되지 않는 진료에 해당된다.

c. **전액본인부담 환자** : 건강보험이 적용되는 항목의 금액 전액을 본인이 부담하는 경우로, 보험료 체납이나 보험 일시정지, 학교폭력에 기인한 사항, 요양 급여의 절차를 따르지 않고 진료받는 경우, 응급이 아닌 상태에서 응급 이송과 응급 진료를 받는 경우가 여기에 해당된다.

d. **외국인 환자**

- **보험 가능한 외국인 환자** : 우리나라 국적을 취득했거나 외국인 등록을 하여 건강보험 가입 사업장에서 근무하는 경우 직장가입자에 해당된다. 외국인 등록을 하고 직장에 다니지 않지만 국내에 6개월 이상 거주한 경우 본인의 신청에 따라 지역가입자로 건강보험을 신청하여 혜택을 받을 수 있다.

- **비급여 외국인 환자** : 건강보험 미가입자인 외국인은 보험수가나 급여 항목에 제한을 받지 않고 의료기관에서 자유롭게 결정할 수 있다. 비급여 진료를 받는 경우에는 비급여 항목에 대한 공개 고지가 의무화되어 있다.

Tip 건강보험을 일시 정지시킨 경우

1개월 이상 국외 출국으로 건강보험을 일시 정지시킨 환자는 입국 후 직접 건강보험관리공단으로 연락해 해지할 수 있다. 입국 후 2~3일이 지나면 건강보험공단에 자동 입국사실이 확인되지만 입국한 당일에 해지하려는 경우에는 건강보험관리공단을 직접 방문해서 출입국 기록 또는 여권 사본, 비행기표 사본 등을 제출하거나 팩스로 보내야 한다. 만약 야간이나 주말인 경우는 우선 비급여로 진료를 받고 14일 이내에 환급을 받을 수 있다.

* 건강보험관리공단 ☞ 1577 – 1000

2) 치과 접수업무 수행방법 (표 4–2)

최근 개인정보법의 강화로 정보 기입, 활용, 관리의 중요성이 크게 대두되고 있다.

표 4–2 **접수업무 수행 순서도**

진료신청서 작성 → 개인정보수집 동의 → 환자정보 입력 → 접수 → 보험자격 확인 → 접수 → 대기 고지

(1) 진료신청서 작성 요구

① 초진 환자

초진 환자가 내원하면 초진임을 확인한 후 정확한 진료를 위하여 진료신청서 또는 초진 환자 차트를 작성하도록 요구한다. 이때 환자명, 주민등록번호, 주소, 전화번호, 내원동기, 소개자, 전신병력, 주소(주요 불편한 점) 등을 구체적으로 기록하게 한다.

약을 복용하는 경우에는 약의 종류와 복용 기간 등을 확인하고 약 부작용이 있는지도 진료신청서에 기재하게 하여 전산 프로그램에 입력한다. 치과병원이나 치과의사가 여러 명인 치과의원은 전문과목과 담당의사의 진료일정을 확인하여 진료 가능 여부를 환자에게 설명한다.

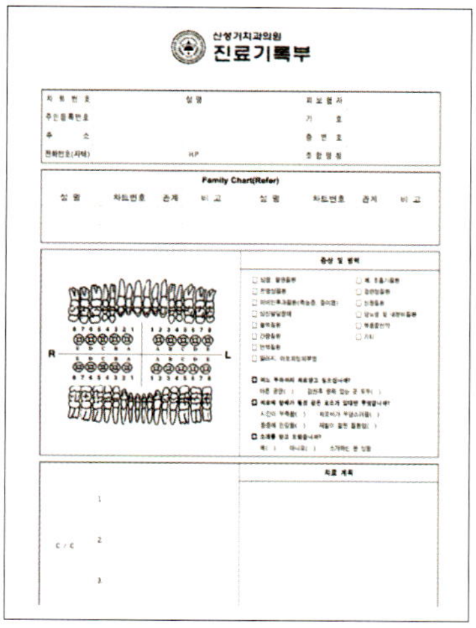

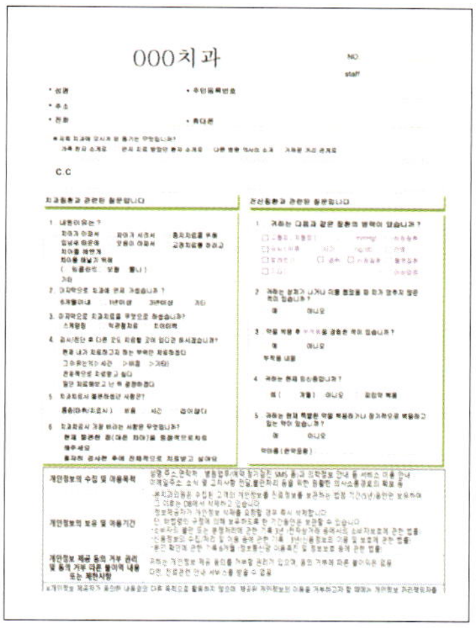

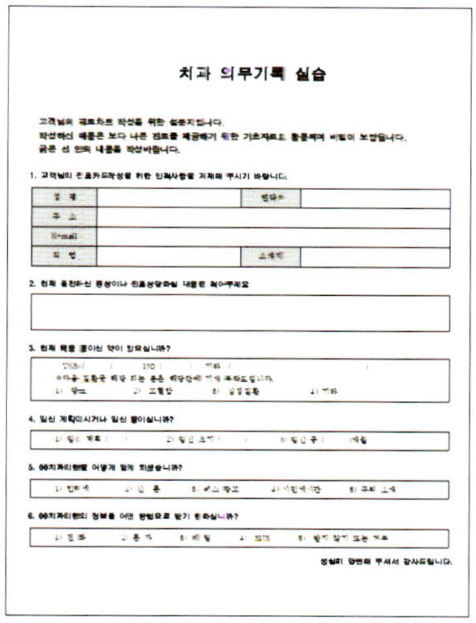

② 재진 환자

재진 환자인 경우는 증상을 확인한 후 접수한다. 오랜만에 내원한 재진 환자는 환자의 연락처나 주소 등의 인적사항 변경과 보험자격 변동을 확인한다. 특히 재진 환자는 다시 방문함에 대한 감사 표현과 고객정보와 의료 경험을 통한 적극적인 응대를 통해 평생 고객화를 이루어야 한다.

(2) 개인정보수집이용 동의서

현행 정보통신망에 관한 법률은 이용자의 주민등록번호 수집 · 이용을 원칙적으로 제한하고 있으나 보안확인기관으로 지정받은 경우는 예외로 하고 있다. 의료기관도 이에 해당하기 때문에 주민등록번호 수집 · 이용이 가능하다. 다만 이 정보를 진료 외의 다른 목적으로 사용하지 않는다는 내용을 고지해야 한다.

또한 마케팅이나 진료와 직접 관련이 없는 업무에 이용되는 개인정보는 반드시 환자에게 수집 · 이용 동의를 선택할 수 있게 해야 한다. CCTV 등의 설치도 환자에게 동의를 얻어야 한다. 인적사항을 기록할 때 주민등록번호 뒷자리까지 작성해야 하는지 문의하는 경우가 많은데, 이때는 의료보험 혜택을 받기 위해서는 주민등록번호를 알아야 의료보험공단에 조회할 수 있다고 설명한다.

Tip 개인정보 관련 주요 내용

- **개인정보 보호 대상의 확대** : 개인 정보를 의무적으로 보호해야 하는 대상 기관을 공공기관으로부터 병원, 동창회, 민간 부문까지 확대함
- **CCTV 처리 기기 규제** : CCTV는 범죄 예방, 수사, 화재 예방 등과 같이 특정한 목적을 위해 사용하는 경우 공개된 장소에 설치 가능하며 반드시 안내판을 설치해야 함
- **개인정보 유출 신고** : 개인정보가 유출된 경우 유출 사실을 해당 개인에게 알리고 대규모로 유출된 경우에는 전문 기관에 신고해야 함
- **정보수집 이유 고지** : 정보 주체자의 동의를 얻어 정보를 수집한 경우 수집된 개인정보는 목적 범위 내에서 이용해야 하며 수집 목적, 이용 항목, 보유 및 이용 기간을 고지해야 함

(3) 개인정보 등록

진료신청서에 기재된 환자의 인적사항을 병원 프로그램에 입력한다. 보호자가 필요한 경우는 환자와 보호자 전화번호를 모두 등록하는 것이 좋다. 연락처나 주소, 소개자 등 자세하게 입력하여 예약 변경이나 진료 안내, 미수금 발생 등 필요 시 연락이 가능하게 한다.

환자가 기록한 전신병력 및 치과진료 여부도 누락없이 입력해야 한다. 이때 진료실에서 꼭 인지해야 하는 기록(알레르기, 약 복용, 감염, 질병 등)은 색상을 달리하거나 눈에 잘 보이게 표시한다.

(4) 접수 등록

의료기관을 처음으로 방문한 신환 또는 초진 환자에게는 등록번호가 병원 프로그램에서 자동으로 부여된다. 이렇게 부여된 등록번호는 모든 진료과, 외래, 입원 등에서 공통으로 사용된다. 재진 환자도 환자명이나 주민등록번호, 전화번호 등으로 검색하여 기존에 발급된 등록번호를 조회하여 등록한다.

Tip 환자명과 주민등록번호가 일치하지 않는 경우

병원 프로그램에 입력 시 환자 이름과 주민등록번호가 일치하지 않는다고 문구가 뜨는 경우가 있는데 이때는 다시 입력해보고 해결되지 않는 경우 환자에게 설명하여 신분증을 확인하는 것이 좋다. 외국인인 경우 외국인등록증을 확인하여 입력해야 하며 치과 보험청구 프로그램과 연결되어 있는 병원 프로그램의 대부분은 건강보험 자격취득 외국인의 한글이름을 입력해야 한다. 건강보험이 없는 외국인은 외국인 이름 그대로 입력하여도 무방하다.

(5) 의료보험 유형 및 자격 확인

의료보험의 유형에 따라 건강보험, 의료급여(1종, 2종), 산재보험, 자동차보험, 일반 환자(비보험), 외국인 환자 등으로 구분하여 본인부담 면제나 전액 본인부담, 일부 본인부담 등을 확인하여 등록한다. 이때 환자명이나 주민등록번호를 잘못 입력하면 비급여 환자로 처리되기 때문에 정확한 입력과 재확인이 필요하다. 환자명과 주민등록번호가 맞아도 보험료 체납이나 일시정지 등의 안내문구가 나오면 환자에게 확인하여 조치를 취하도록 안내한다.

치과는 의료전달체계를 통해 진료의뢰서 없이 상급 병원에 접수할 수 있지만 의료급여 수급권자는 1차, 2차 의료급여기관에서 의료급여의뢰서를 발급받아야 상급 병원에 접수할 수 있으며, 선택병의원제(급여일수 초과자)에 해당되는 수급권자는 1개의 병원이나 의원을 선택하여 이용할 수 있고 다른 의료기관의 진료가 필요한 경우는 선택한 병원이나 의원에서 의료급여 의뢰서를 발급받아 이용할 수 있다. 의뢰서 없이 다른 병원이나 의원을 이용하면 진료비 전액을 본인이 부담하여야 한다.

30병상 이상되는 병원에서는 입원절차 시 신분증 확인을 의무화하고 있다. 이는 제3자의 이름과 주민등록번호를 부정하게 사용하는 것을 방지하기 위함이다(2019.09.01부터 시행).

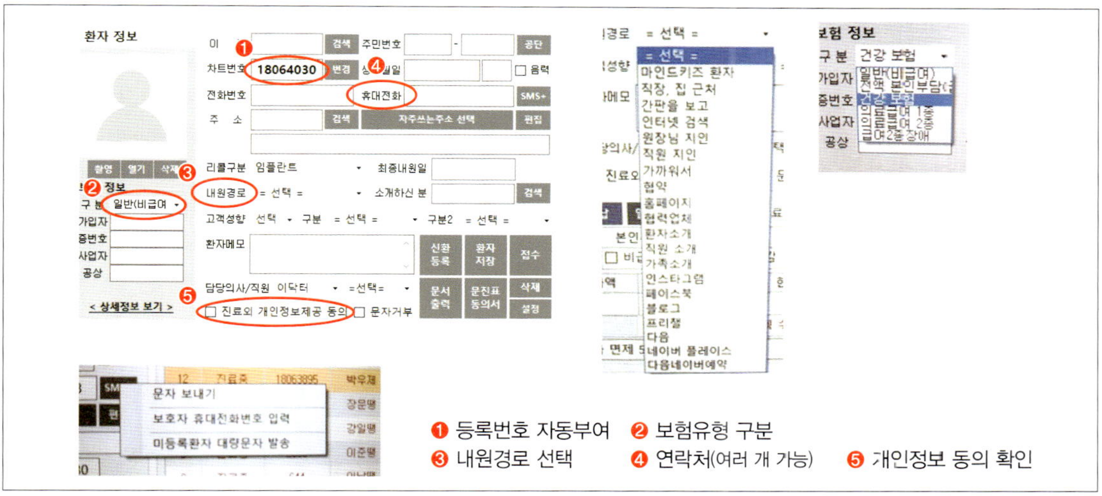

❶ 등록번호 자동부여 ❷ 보험유형 구분
❸ 내원경로 선택 ❹ 연락처(여러 개 가능) ❺ 개인정보 동의 확인

(6) 진료실 고지 및 대기 안내

접수된 환자는 진료실에 직접(구두) 또는 간접(병원 프로그램의 등록창 또는 메모창 활용)으로 알려주고 환자에게 진료절차 및 대기시간과 대기장소 등을 설명한 후 안내한다. 대기시간은 대략적으로 '조금만 기다려주세요' 보다는 '5분 정도 대기하시면 진료실로 안내해 드리겠습니다' 등의 정확한 안내를 해주는 것이 좋으며 변동사항이 있는 경우에는 그 이유를 설명하고

양해를 구한다. 지연되는 경우에는 대기실에서 기다리게 하기보다는 진료실에서 예방교육이나 구강위생 등의 선처치를 하는 것도 바람직하다.

3) 진료비 수납 및 배웅 시 응대

① 진료 협조와 도움에 감사와 수고의 인사를 한다.
② 진료 내용을 설명하고 진료비를 청구하여 수납한다.
③ 진료비를 카드로 지불하는 경우 사용 정지나 한도 초과가 나오면 다른 카드가 없는지 조심스럽게 묻는다.
④ 고객이 좋은 이미지로 돌아갈 수 있도록 정중한 태도로 배웅 인사를 한다.

3 진료예약관리

진료예약제는 환자와 병원의 편의를 고려하여 진료 날짜를 미리 정하고, 정한 날짜에 맞추어 진료를 시행하는 것으로, 병원 운영 및 환자 관리에 있어 가장 효율적인 방법이다.

1) 예약의 필요성

시간은 현대인에게 매우 중요한 자원 중 하나이며 효율적인 예약관리는 환자의 병원 재이용도와 경영수익에도 큰 영향을 미치고 있다. 예약은 시간대별, 요일별, 계절별 불균형을 해소하여 적정 진료와 적정 서비스를 실행할 수 있는 원동력이 되고 있다. 치과의 시설과 인력을 최대 활용하고 통제하여 고객만족 증대, 업무능률 향상, 인력관리 효율화를 극대화해야 한다.

2) 예약관리의 장점

① 진료 내용과 소요 시간을 예측할 수 있어 계획적인 진료를 할 수 있다.
② 환자의 불필요한 시간낭비를 줄일 수 있다.

③ 진료팀이 진료 내용을 사전에 충분히 협의할 수 있다.
④ 환자의 욕구에 대한 이해 등 긍정적인 결과를 기대할 수 있다.

3) 예약관리의 종류

① 환자 수 위주의 예약

환자 수가 동일 시간대에 집중되는 것을 방지하고자 일일 환자 수를 조절하는 방법이다.

② 진료 내용 위주의 예약

치료계획을 세워 계획된 치료 내용에 소요되는 시간과 절차를 파악하여 수행해 나가는 방법이다.

③ 절충형 예약

획일적인 예약방법을 시행하기 어려운 일반 치과병·의원에 알맞은 방법으로, 진료 내용이 다양한 환자를 소요되는 시간으로 구분하여 예약하는 방법이다.

4) 예약 시 고려사항

① **진료능력 파악** : 진료실에서 시행되는 모든 시술의 진료시간과 시행할 수 있는 인원 파악 (의사별, 치위생사별)
② **진료가능 인원수 파악** : 의료진이 오전과 오후 1일 진료 가능한 인원수를 파악하고 휴가자를 제외한 1일 평균 근무 인원 파악
③ **선호 요일 및 시간 파악** : 환자들의 선호 시간대, 비선호 시간대 및 요일 파악(고객층에 따라서 선호 시간 및 요일이 치과마다 다름)
④ **대기시간 지체 요인 파악** : 진료적 요인, 인적자원 요인, 절차적 요인 등의 개선점 파악

5) 예약의 원칙과 방법

① 환자와의 예약 건수는 가급적 일정 수 이내로 한다.
준비되지 않은 상태에서 환자가 증가하면 적정 진료 및 적정 서비스를 할 수 없으므로 환자 만족도의 감소 요인이 될 수 있으며 의료사고로도 이어질 수 있다.

환자 증가의 경우 인력 및 기구, 진료시간 배치의 사전 협의가 필요하다.

② 환자가 도착하면 늦어도 10분 내에 진료를 받을 수 있도록 한다.
예약제도는 치과와 환자 모두가 노력할 때 원활하게 이루어질 수 있다.

③ 초진 환자의 예약은 가급적 빠른 시간 내에 잡도록 하며, 당일 진료가 가능하면 환자 이탈을 예방할 수 있다.

④ 환자의 예약 노트는 직접 보여주지 않는 것이 좋고, 2개 날짜 중 선택하도록 한다(비선호 시간대를 먼저 채우는 것이 좋다. 선호 시간대는 당일 접수환자도 많기 때문에 혼잡할 수 있음).
또, 예약 노트는 기재 시 색깔을 활용하여 하루 일정을 쉽게 알 수 있도록 한다.

⑤ VIP 고객이나, 당일 진료 가능한 고객의 명단을 마련하여 취소된 경우 진료 공백을 채운다.

⑥ 환자 예약일 전일에 문자를 전송하여 예약부도율을 낮추고 중요한 약속은 꼭 전화로 확인한다.

⑦ 하루의 첫 예약은 시간을 잘 지키는 환자로 약속한다.

⑧ 문제 환자나 불만이 많은 환자는 환자가 몰리는 시간대에 잡지 않는 것이 좋으며 개인진료실(룸체어)로 안내한다.

⑨ 대기하며 기다리는 동안 환자와 스몰토크를 하거나 진료안내 책자나 후기책 등 볼거리나 음료 등을 제공하며, 환자의 상태를 파악하고 심리적인 시간개념을 이해한다(부정적인 기다림은 더욱 길게 느껴질 수 있음).
또한, 환자의 대기를 의료진 측에서 알고 있다는 것을 눈 마주침 및 대기시간 알림으로 인식시킨다.

⑩ 당일 방문하여 주치의의 당일 진료가 어려울 경우는 일정을 변경하거나 다른 의료진에게 진료를 받을 것인지 환자가 선택하게 하며 이때 진료적 조언을 하여 결정할 수 있도록 한다.

⑪ 전화 예약 시 재진인 경우 환자의 성명과 주민등록번호 앞자리로 동명이인을 구별하여 접수하고 초진인 경우는 환자 성명과 전화번호 및 간단한 진료내용을 꼭 입력한다.

⑫ 예약 시간보다 늦게 오는 환자는 병원 예약 상황에 따라 바로 진료 가능할 수도 있지만 다음 환자가 곧 도착할 예정이거나 이미 방문하였다면 늦게 온 환자에게 상황을 설명하고 정확한 대기시간을 공지하여 대기할 것인지 다른 일정으로 변경할 것인지 확인하는 것이 좋다.

6) 예약의 변경 및 취소

① 예약 일자와 시간을 확인한다.

② 예약변경 희망 일자와 시간을 확인하고 가능 여부를 확인한다.

③ 예약변경 일자를 등록한다(취소 일자는 삭제하거나 예약 취소로 처리).
④ 변경된 예약 일자와 시간을 재안내한다.
⑤ 상습적으로 예약을 변경하는 환자에게는 진료예후나 진료기간의 연장으로 인한 불이익 부분을 설명하는 것이 좋다.

7) 효율적인 예약관리 방안

① 예약관리 담당자를 두어 전담해서 운용하게 한다.
② 중요한 진료는 전날 또는 당일 오전에 전화하여 예약을 확인한다.
③ 환자의 예약 순서를 철저하게 지킨다.
④ 어렵고 세심한 진료일수록 가급적 오전에 예약을 잡는다.
⑤ 신규 환자 예약은 최대한 원하는 시간에 가능하도록 배려하며 2~3일을 넘기지 않도록 한다.
⑥ 예약이 많은 시간대를 고려하여 사전에 대기 환자가 밀리지 않도륵 완충시간을 두어 치과 구성원들에게 신체적 부담을 주지 않도록 한다.
⑦ 치과의사와 상의하여 치료 소요 시간과 처치별 진료 시간대를 정하며 치과의사의 스케줄을 예약관리 대장에 기입해 둔다.
⑧ 환자에게 진료 예약 카드를 주어 진료일을 잊지 않도록 한다.

Chapter 05

치과 진료비관리

학습목표

1. 진료비 정산과 환불을 진행할 수 있다.
2. 진료비 산정 과정을 이해하고 청구할 수 있다.
3. 진료비 조정 분석을 할 수 있다.

Chapter 05

치과 진료비관리

1 진료비관리

1) 진료비 계산

① 진료실에서 입력한 처방에 대하여 누락이나 중복 오류 등 적용된 수가의 적정성 여부를 확인한다.

② 환자의 의료보험 유형과 보험 기준에 따라 본인 부담금을 산정한다.

③ 수납 금액은 본인 부담률에 의해 산정된 보험 비용과 비보험 비용을 합쳐서 결정한다.

④ 비보험, 보험의 진료비 내역을 각각 설명하고 합계 금액을 확인시킨 후 수납받는다.

⑤ 현금, 카드 결제 여부를 전산으로 확인한다. 의료기관은 현금영수증 의무발행업체에 해당되므로 환자가 발급요청을 하지 않아도 10만 원 이상 결제 시 현금영수증을 의무적으로 발행해야 한다. 카드 결제 시 카드사마다 수수료가 다르므로 추후 수익 결산이나 환불을 위해 카드 종류도 결산장부나 프로그램에 기록하는 것이 좋다.

⑥ 진료비를 수납한 다음 후속 절차가 진행될 수 있도록 처방전을 발급하고 다음 예약을 한다.

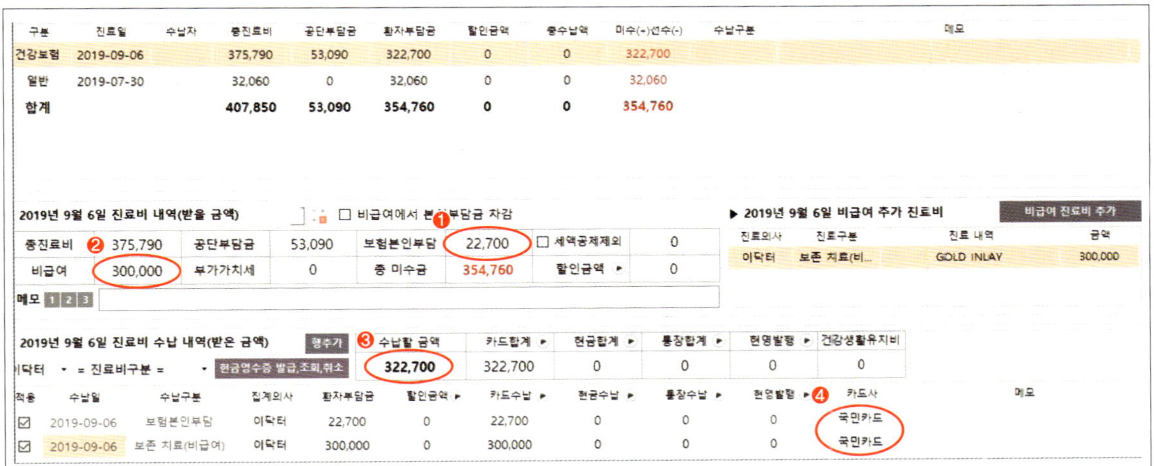

❶ 보험본인부담금 ❷ 비급여금액 ❸ 수납금액 ❹ 카드선택

2) 수납관리 업무

① 수납업무는 돈을 다루는 업무이므로 정확하고 신중해야 한다.

② 치료계획이 여러 건이거나 장기치료로 인해 비용을 나누어 수납하는 경우에는 전체 금액 중에 수납한 금액과 잔금 등을 미리 확인하여 안내하도록 한다.

③ 카드사마다 무이자 할부 개월수가 다르므로 안내표를 데스크에 부착하여 수납하기 전에 환자가 직접 보고 확인하여 결제하도록 하며, 대부분 상반기, 하반기에 따라 무이자할부 개월수가 변경되므로 반드시 업데이트를 해야 한다.

④ 수표를 받는 경우는 수표 뒷면에 배서(성명과 전화번호)를 받고 카드단말기에서 수표 조회를 한다.

Tip 수표 조회 방법

카드단말기(수표조회 버튼), 전화(금융정보조회 지역번호 + 1369), 홈페이지(발행은행 사이트)의 3가지 방법 중 카드단말기에서 수표조회 버튼을 누르고 수표 하단에 있는 수표번호를 입력하여 확인하는 것이 가장 간단하다.

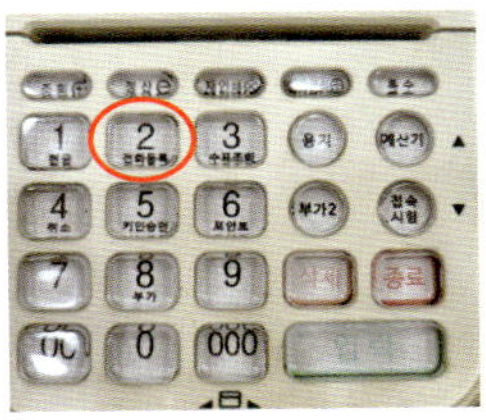

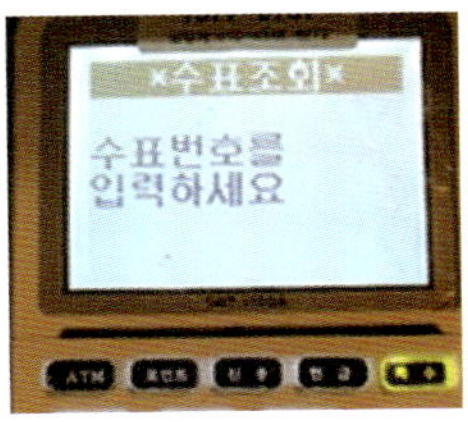

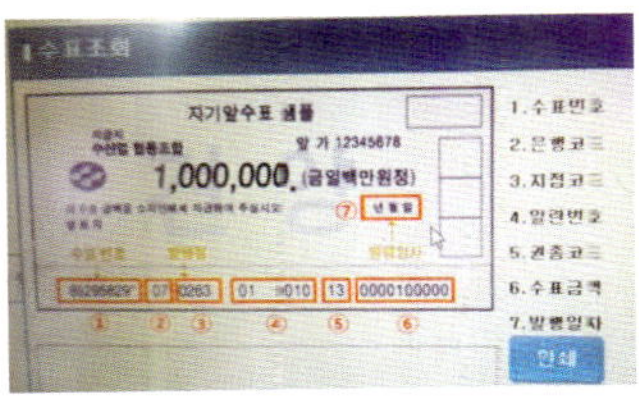

⑤ 일정한 현금을 데스크에 보관하는데 이를 시재라고 한다. 시재는 지폐와 동전을 다양하게 구성해서 현금 거스름돈이나 착불 택배, 점심값 등으로 사용하고 데스크를 마감할 때에도 시재를 원래 금액으로 맞추어 놓는다. 요즘은 카드 수납이 많기 때문에 과거에 비해 시재가 적어졌다. 개인 치과는 보통 10만 원, 병원급은 창구직원별 20만 원 정도이다(예 : 10만 원 시재인 경우 1만 원 4장, 5천 원 6장, 천 원 20장, 500원과 100원으로 1만 원 구성). 시재를 넣는 서랍은 항상 열쇠로 잠근다.

⑥ 진료비는 진료 상담 후 바로 작성하는 것이 바람직하며, 서면 치료계획서나 병원 프로그램에 치료계획이나 일정, 개별 금액, 전체 금액, 비급여 할인 및 이유, 수납 시기나 방법, 유의사항 등을 정확하게 기록해야 하며, 환불이나 미수금이 발생할 때도 상세하게 기록한다.

⑦ 진료가 종료되면 진료건수, 진료수익, 미수금 등의 보고서를 입력 및 출력하고 영수증과 현금 수입을 정리하여 원장에게 보고하고 증빙 서류는 법적 기간까지 보관하도록 한다.

⑧ 공단에서 지정하는 보험진료 감액 대상자가 아님에도 불구하고 보험진료 본인부담금을 면제하거나 할인하는 것은 불법이다. 교정이나 보철 등의 비보험진료를 시행하면서 같이 하는 보험진료를 할인하는 것도 불법이다(예 : 크라운 치료를 하면서 신경 치료비를 면제하는 것은 불법).

Tip 본인부담금 할인 및 면제 금지 안내

의료법 제27조 3항에 의거하여 본인부담금의 면제나 할인, 금품 제공, 교통편의 제공 등은 금지하고 있다.

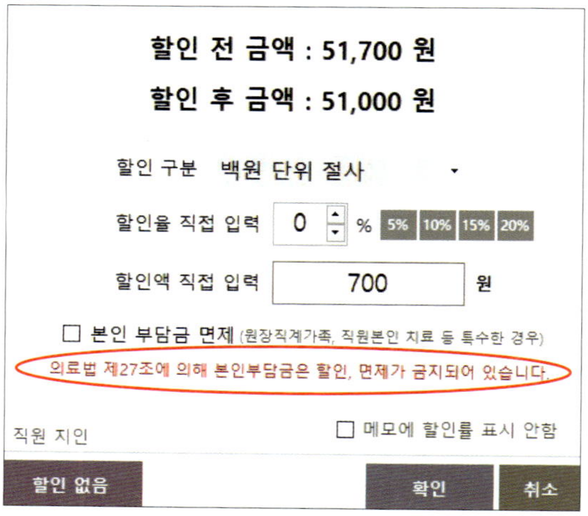

⑨ 의료급여 수급권자의 건강생활유지비 잔액은 환자에게 매번 알려주도록 한다(건강생활유지비는 월 6,000원 지급되며 잔액이 남아 있는 경우는 의무적으로 선차감이 되고 잔액이 남으면 가상계좌에 누적됨).

3) 진료비 환불

① 진료비를 결제한 후라도 정확한 환불 사유가 발생되면 진료비를 환불해주어야 한다. 진료 거부나 처방 오류 등은 진료실에 꼭 확인한 후 환불해야 한다.

② 신용카드 취소는 가맹점(치과)에서 취소의향이 있다면 기간은 상관없다.

Tip 진료비 환불 사유

- 처방 오류 또는 처방 내용이 변경된 경우
- 환자나 병원의 사정상 검사나 치료를 취소한 경우
- 급여 유형이 변경된 경우(급여 제한 해지)
- 의뢰서를 사후 제출한 경우
- 다른 카드로 변경하거나 할부 개월 수를 변경하는 경우

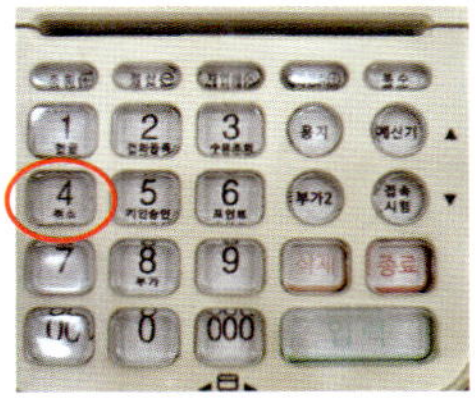
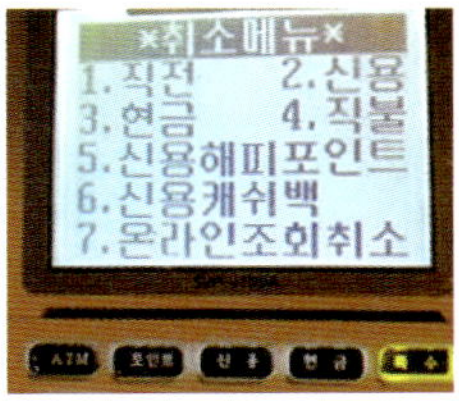

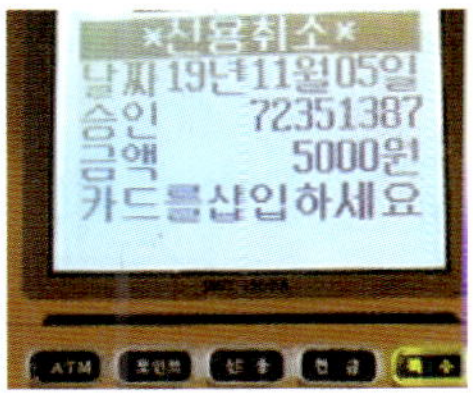

③ 방금 결재한 경우는 카드 단말기에서 직전 취소 버튼을 누르며, 그 외는 취소 버튼은 누르고 카드를 리딩하거나 카드번호를 직접 눌러서 취소시키고 고객서명을 받는다. 이미 발행된 전표와 취소한 카드전표는 모두 보관한다.

④ 수납 내역이나 병원 프로그램에 환불 사유를 기록하고 특히 의료분쟁이 될 수 있는 경우에는 환불확인서와 카드 내역이나 통장 입금 내역 등의 근거를 남겨서 추후 관련 사항에 대해 확인할 수 있도록 하며, 발생될 수 있는 문제를 예방해야 한다.

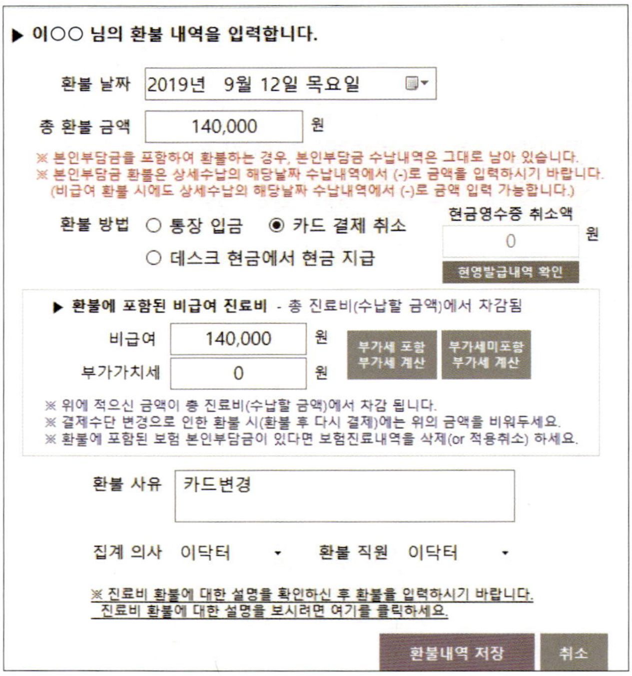

2 청구관리

1) 진료비 본인부담률 (표 5-1)

환자 본인부담금은 환자가 진료를 받고 병원에 지불하는 금액으로 병원 형태 및 급여 유형별로 본인부담률이 다르기 때문에 환자 유형을 잘 살펴야 한다. 임산부나 6세 미만, 1세 미만 영아와 65세 이상의 노인의 경우 본인부담금이 경감되지만 이렇게 나라에서 지정한 경우를 제외한 치과 자체에서의 본인부담금 면제나 할인은 의료법에 의해 금지되어 있다.

표 5-1 외래 환자의 본인부담률

병원 형태	건강보험	본인부담액(%)	의료급여	본인부담액
상급 종합병원	모든 지역	진료비 총액 × 60	급여 1종 급여 2종	2,000원 진료비 총액 × 15
종합병원	동 지역 읍면 지역	진료비 총액 × 50 진료비 총액 × 45	급여 1종 급여 2종	1,500원 진료비 총액 × 15
치과병원	동 지역 읍면 지역	진료비 총액 × 40 진료비 총액 × 35	급여 1종 급여 2종	진료비 총액 × 15
치과의원	모든 지역	진료비 총액 × 30	급여 1종 급여 2종	1,000원
보건소 (지소, 진료소)	모든 지역	진료비 총액 × 30	급여 1종 급여 2종	무료

* 보건소 진료비 12,000원 초과 시 30% 적용, 12,000원 이하 시 정액제 적용
* 의료급여 틀니환자 부담률은 급여 1종(의료급여 비용의 20%) / 급여 2종(의료급여 비용의 30%)
* 산정특례 적용은 해당 질병과 직접적인 치료에만 혜택적용

<table>
<tr><th rowspan="2">구분</th><th colspan="5">본인부담금</th></tr>
<tr><th>6세 이상~ 65세 미만</th><th>6세 미만</th><th>1세 미만</th><th colspan="2">65세 이상</th></tr>
<tr><td rowspan="4">치과의원</td><td>30%</td><td rowspan="4">21%
(성인의 70%)</td><td rowspan="4">5%</td><td>진료비 총액이
15,000원 이하</td><td>1,500원(정액)</td></tr>
<tr><td rowspan="3">임산부 10%</td><td>15,000 ~
20,000원 이하</td><td>10%(정률)</td></tr>
<tr><td>20,000 ~
25,000원 이하</td><td>20%(정률)</td></tr>
<tr><td>25,000원 초과</td><td>30%(정률)</td></tr>
<tr><td rowspan="2">치과병원</td><td>40%</td><td rowspan="2">28%
(성인의 70%)</td><td rowspan="2">10%</td><td rowspan="2">40%</td><td rowspan="2"></td></tr>
<tr><td>임산부 20%</td></tr>
</table>

2) 진료비 심사 절차

치과에서의 보험청구 처리 절차는 다음과 같다.

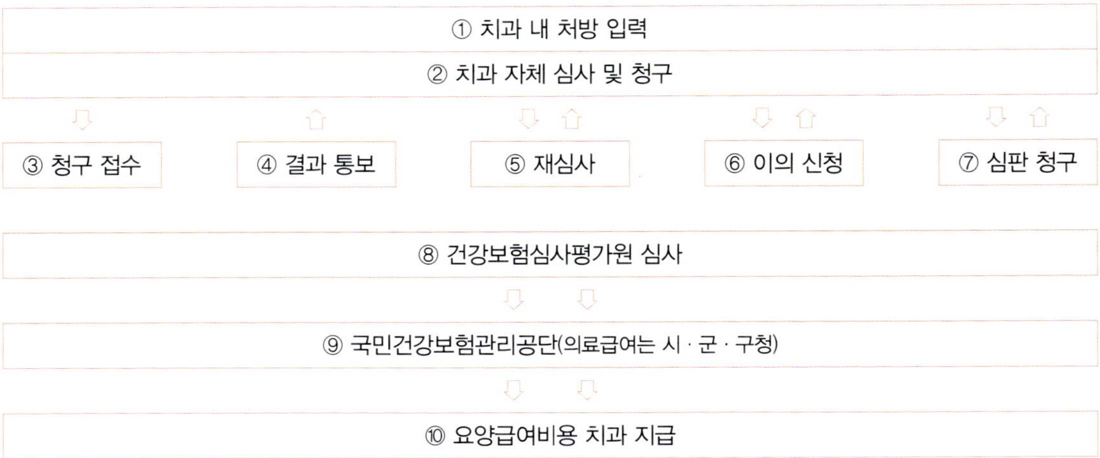

① 처방 입력

치과 내에서 처방 입력과 동시에 보험 수가가 자동 계산되어 명세서가 작성된다. 처방 입력과정에서 오류나 누락이 없는지 점검하고 환자로부터 본인부담금을 수납받는다.

② 자체 심사

보험 청구는 해당 월이 지나야 가능하다. 예를 들면 7월 달 보험 청구는 8월 1일부터 청구가 가능하다. 보험 청구 담당자는 매월 1일이든 5일이든 날짜를 지정하여 자체 오류심사를 하고 청구를 하는 것이 좋다. 자체 심사에서는 한 달 동안 청구한 내역 중에 오류(상병명 적합 판정, 마취 중복 등)나 누락(상병명 누락, 치석제거 연 1회 등록 누락 등), 동일 처방 삭제 등을 확인하고 심사기준에서 벗어나는 예외인 경우는 내역에 대한 설명을 기재했는지 검토해야 한다. 보험 CT를 촬영한 경우는 판독 결과지도 반드시 입력해야 한다.

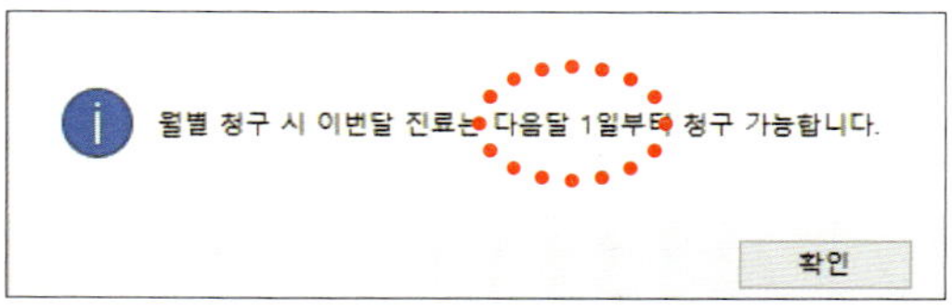

③ 청구 접수

자체 프로그램이나 EDI를 통하여 건강보험평가원에 청구할 수 있다. 청구 전송 완료 후 정상 접수 완료 확인창을 확인해야 하며, 정상 접수되었을 경우 건강보험심사평가원에 등록한 휴대전화 번호로 정상 청구완료 문자가 수신된다(심사평가원의 반려, 보완 서류 등의 미확인 메시지가 있는 경우 전송이 완료되지 않으므로 주의해야 함).

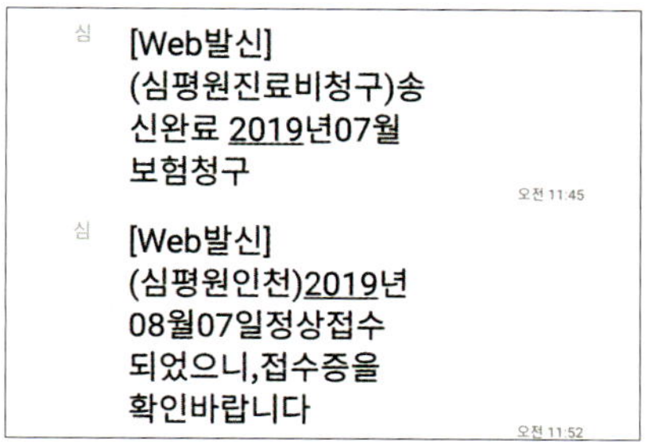

④ 결과 통보

건강보험심사평가원의 보험심사는 3단계로 구분된다. 1단계(심사직원 심사)는 심사 기준에 따라 요양급여 비용의 적정성을 주로 검토한다. 2단계(심사위원 심사)는 1단계에서 의뢰된 건에 대하여 상근 심사위원들이 적정 여부를 다시 판단한다. 3단계(위원회 심사)는 고도의 전문적인 판단이 요구되는 사항에 대해 분과위원회나 중앙심사평가위원회에 회부하여 심의 처리된다. 보험심사가 끝나면 그 결과와 조정 내역이 각 요양기관에 통보된다.

⑤ 재심사

건강보험심사평가원에서 통보된 결과를 확인하여 보험심사기준과 약가 신고, 재료대 신고, 청구 경향 등의 삭감 이유를 분석해야 한다. 삭감코드나 삭감내역을 청구 환자에 매칭하여 삭감된 내용의 적정성을 확인하여 원인을 밝힐 수 있다면 90일 이내에 재심사를 신청할 수 있다. 또한 자주 발생하는 삭감 건은 재발하지 않도록 직원들에게 주의시키고 공지한다.

Tip 재심사 신청

조정 내역을 확인하여 입증 자료로 제출할 수 있는 의무기록지, x-ray 판독지, 상병명 등의 파일을 다운로드하거나 캡쳐해서 파일 업로드하고 건강보험심사평가원에서 이해할 수 있도록 내용을 설명한다.

⑥ 이의 신청

단순 처리가 가능한 경우 삭감 통보서가 오면 바로 재심사를 청구할 수 있지만, 정밀심사를 필요로 하는 경우나 재심사가 기각된 경우 건강보험심사평가원의 처분에 불복하여 처분의 취소나 변경을 필요로 할 때에는 이의 신청을 할 수 있다.

⑦ 심판 청구

건강보험심사평가원의 이의 신청 결정에 불복하는 경우 보건복지부의 건강보험 분쟁조정위원회에 심판을 청구할 수 있다. 이의 신청 결정서를 받은 날로부터 90일 이내에 행정 소송을 제기할 수 있다.

Tip 건강검진비 청구

건강검진기관으로 등록된 경우 영유아 검진, 성인 공단검진 등을 시행하고 검진비를 신청할 수 있다. 자체 치과프로그램으로도 신청할 수 있으며 건강보험공단 요양기관 정보마당에 공인인증서로 로그인한 후 건강검진 청구 시스템을 다운로드 받아서 신청할 수 있다.

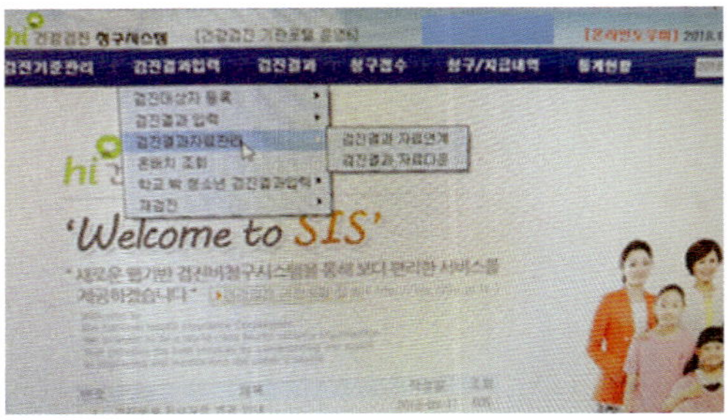

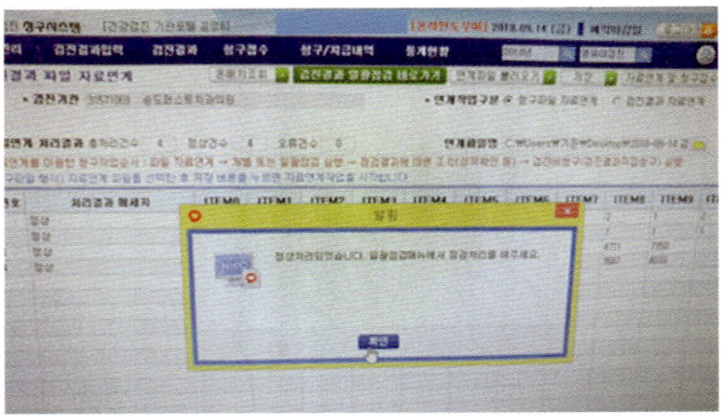

3) 오류 분석

보험 청구를 전송하기 전에 치과 자체의 심사가 필요하다. 주요 심사조정 사례에는 상병명 누락, 상병명 불일치, 과다 처방횟수, 신고되지 않은 재료 사용, 약제 중복 사용 및 과다 사용 등이 있다. 자주 발생하는 삭감 내역은 다음과 같다.

① 초진, 재진의 구분

치료가 종결되지 않은 경우 기간에 상관없이 재진으로 산정하며(동일 진단명, 동일 치아, 이어서 받은 치료에 해당), 초진의 경우 치주치료는 삭감될 수 있다(치석제거 선처치가 필요하며, 타병원에서 받은 경우 내역 설명이 필요).

② 적절한 상병명 적용

'한국표준질병 · 사인분류'의 분류 기호로 주상병, 부상병, 배제된 상병 순으로 기재할 수 있다. 주상병은 반드시 제1단에 한 개만 기입할 수 있다. 부상병과 배제된 상병이 2개 이상일 때에는 중요도나 영향을 많이 미친 순으로 각각 기재한다. 상병명은 의두기록지에 기록된 처방 내역을 근거로 작성해야 한다. 확정 진단이 내려지지 않은 경우에는 주증상이나 검사의 이상 소견 또는 문제점을 주된 병태로 선택할 수 있다. 상병명이 누락되거나 적합하지 않은 경우 진료를 하였음에도 불구하고 보험 청구 시 삭감되기 때문에 행위에 맞는 상병명을 신중히 입력해야 하며 청구 전 오류검사를 해야 한다.

③ 마취제 및 재료대 수량

동일 부위에 2가지 이상 마취를 병용한 경우 주된 마취만 산정할 수 있다(침윤마취 1/3악당 청구, 신경마취 1/2악당 청구). 이때 사용한 리도카인은 모두 청구할 수 있다. 하지만 리도카인 갯수가 경향적 분석으로 삭감될 우려가 있는 경우에는 내역 설명을 해야 한다. 리도카인은 의약품이기 때문에 재료대 구입 신고를 하지 않지만 구입한 리드카인과 청구한 리도카인이 동일해야 삭감되지 않는다.

④ 산정 기준의 오류

산정 기준이 치아 범위의 경우 1근관당, 1치당, 1/3악당, 1/2악당, 1악당, 1구강당으로 나뉘어 있고, 횟수는 1회만, 2회까지, 5회까지 등으로 지정되어 있으며, 기간도 1개월 이내, 3개월 이내, 6개월 이내, 1년 이내 등으로 정해져 있으므로 이 기준을 벗어나지 않도록 주의해야 한다.

Tip 치아 범위

- 1치당 : 치수절단술, 발치, 보통 처치, 충전 등
- 1근관당 : 신경치료, 근관 내 충전물 제거
- 1/3악당 : 침윤마취, 치면세마, 치석제거, 치주낭 측정검사, 치근활택술, 치주소파술 등
- 1/2악당 : 신경전달마취, 구강 내 소염술
- 1구강당 : 전기 치수반응검사, 수술 후 처치, 치석제거 등

Chapter 06

치과 행정관리

학습목표

1. 증명서 발급의 유의사항을 이해한다.
2. 항목별 기자재 관리를 할 수 있다.
3. 치과 기자재 및 재료 관리에 필요한 내용과 방법을 파악함으로써 실제 치과병·의원에서 적용할 수 있는 이론적 토대를 가련하고, 상황에 맞게 계획할 수 있다.
4. 프로그램을 통한 다양한 통계를 확인 및 파악할 수 있다.

Chapter 06 치과 행정관리

1 증명서관리

환자의 병력, 수술 및 처치 등 질병에 관하여 시행한 진료나 검사 결과 등의 각종 문서는 환자 개인정보가 포함된 민감한 정보이다. 이러한 보건의료정보는 의료법에 의하여 개인정보보호를 명시하고 있으며 타인에게 진료기록의 열람이나 사본 발급을 금지하고 있다. 다만 환자의 배우자, 직계존비속과 환자가 지정한 대리인(보험사 직원 포함)은 환자의 사전동의서와 구비 서류를 지참하면 열람이나 사본 발급이 가능하다.

주로 진단서 발행과 제증명서 발급 업무로 나누어지는데 최근에는 치아보험이나 실비보험 서류 신청이 증가하고 있다.

1) 제증명서 발급에 관한 의무사항

- 의사, 치과의사, 한의사는 의료법 제18조에 의해 진단서 교부의 의무가 있다.
- 진찰 또는 검안한 의사, 치과의사, 한의사가 아니면 진단서 또는 제증명서를 교부하지 못한다.
- 허위 진단서 및 제증명서의 발급을 금지한다.
- 의료인은 업무수행상 취득한 비밀은 누설하지 못한다.

2) 제증명서의 종류

- **진단서** : 건강진단서, 일반진단서, 병무용 진단서, 공무용 진단서, 장애진단서, 후유장애 진단서, 보험청구용 진단서, 상해진단서, 사망진단서 등이 있다.
- **제증명서** : 진료소견서, 진료확인서, 수술확인서, 입 · 퇴원확인서, 통원확인서, 향후 치료비 추정서, 출생증명서, 사산증명서, 진료기록, 수술기록, 응급기록, 간호기록, 진료비 납입 증명서 등이 있다.

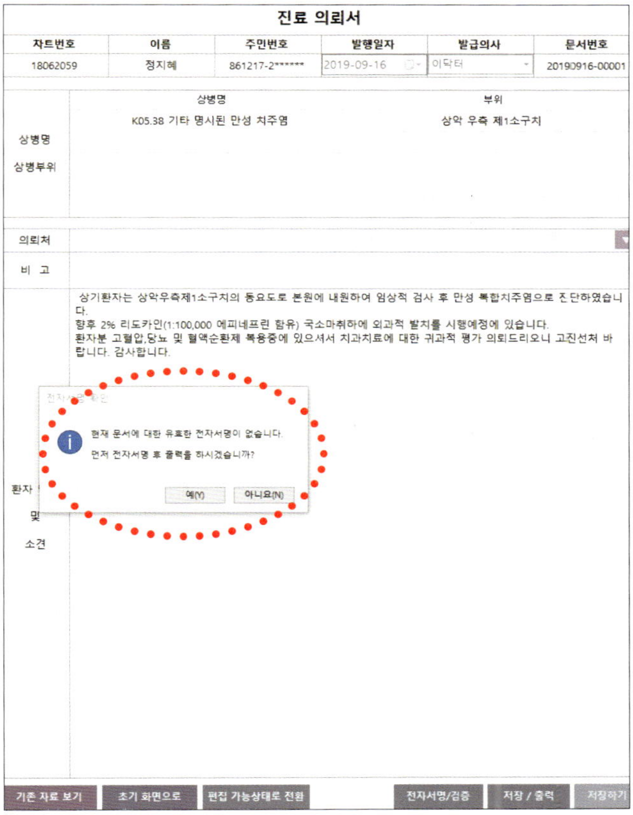

▶ 문서 발급의 종류

진단서	진료 의뢰서	치료 계획서	소견서	치료, 수술 확인서	향후치료비 추정서
상해진단서	병무용진단서	통원진료 확인서	방사선 판독 소견서	의료급여 의뢰서	진료 의뢰 회신서

3) 제증명서의 발급 방법

치과병 · 의원에서 제증명서를 발급하는 방법에는 다음의 세 가지가 있다.

① 의사가 직접 제증명서를 발급하고 창구에서 직인 날인 후 발급해주는 방법

② 의사는 원본만 작성하고 제증명 발급 담당자나 데스크 직원이 전산을 이용해 발급해주는 방법

③ 의사가 제증명서를 전산으로 작성하고 서명, 날인 후 제증명 창구로 전송시키는 방법

이 세 가지 중 치과의원에서는 의사가 원본을 작성하면 데스크 직원이 인쇄하여 발급해주는 경우가 많다. 치과병원에서는 원무과에서 치과로 접수 후 담당의사에게 진단서를 신청하고, 다시 원무과에서 수납받은 후 진단서를 발급한다.

4) 제증명서 발급 시의 유의사항

① 본인 확인

진단서나 제증명서를 발급할 때 본인 여부를 반드시 확인해야 한다. 채용 검진이나 건강진단서, 병무용 진단서 등은 사진 첨부가 필요하므로 진단서 신청 시 미리 사진을 준비하도록 안내해야 한다.

② 대리인 확인

만 14세 미만은 법정대리인의 신분증과 가족관계증명서가 필요하고 친족은 신청자의 신분증, 환자의 신분증 사본 및 동의서와 가족관계증명서가 필요하며, 지정 대리인은 가족관계증명서 대신에 환자의 자필 위임장이 필요하다.

③ 환자의 동의를 받을 수 없는 경우

환자가 의식불명이거나 사망, 행방불명인 경우에는 신청자의 신분증 사본과 가족관계증명서, 사망진단서, 의식불명 소견서, 실종신고증명서 등이 필요하다.

④ 진료기록의 보존기간

- 처방전 : 2년
- 진단서 등의 부본 : 3년
- 환자명부, 검사내용 및 소견기록, 간호기록부 : 5년
- 진료기록부, 수술기록 : 10년

⑤ 사본의 보관

진단서 부본은 의료법에 따라 3년간 보관해야 한다. 진단서의 종류별, 발행연도별, 발급일자별, 발급번호 순으로 보관해야 하며 제증명 발급대장도 전산이나 수기 등으로 기록해야 한다.

⑥ 발급비용

의료법 제45조의 3에 따라 의료기관의 제증명 수수료 항목 및 금액에 관한 기준법이 2017년 09월 21일에 시행되었고, 의료기관장은 해당 의료기관의 제증명 수수료를 상한금액 범위 내에서 자율적으로 정하도록 되어 있다. 또한 환자와 보호자들이 쉽게 볼 수 있는 장소와 홈페이지에 게시하도록 규정하고 있다. 병원마다 비용은 다르지만 진료비 영수증이나 세부 내역서, 진료의뢰서 등은 무료이며 의무기록지 1장당 1천 원, 진료(통원)확인서 3천 원, 소견서 1만 원, 진단서 2만 원이다(병원마다 금액이 다름). 소견서는 타 병원 의뢰인 경우는 무료(진료비에 포함)이지만 보험금 청구로 사용될 때는 환자가 병원에서 지정하는 금액을 부담해야 한다. 치아보험이나 실비보험 청구는 보험사마다 요구하는 서류들이 다르기 때문에 환자가 보험사에 확인한 후 신청하도록 안내해야 한다.

⑦ 오류확인

제증명서나 진단서를 발급할 때 환자명, 등록번호, 진단일, 진료기간, 상병명, 치료내용 및 소견, 의사면허번호 등의 오류가 발생하지 않도록 주의를 기울여야 하며 의사 도장과 병원 직인을 날인해야 효력이 발생된다.

Tip ● 형법 제233조 (허위진단서 등의 작성)

의사, 한의사, 치과의사 또는 조산사가 진단서, 검안서 또는 생사에 관한 증명서를 허위로 작성할 때는 3년 이하의 징역이나 금고, 7년 이하의 자격정지 또는 3천만 원 이하의 벌금에 처한다.

● 보험청구 서류

보험청구 서류에서 중요한 항목이 상병명이다. 상병코드에 따라서 같은 치료라고 해도 보험적용 결과가 달라질 수 있어서 환자들의 상병명 변경 요청이 많다. 이때 허위 진단서 요구에 절대 응하면 안 된다. 치과에 안내 문구나 포스터를 부착해서 고지하는 것이 바람직하다.

Tip 소액 통원의료비 청구의 간소화(진료비 3만 원 이상)

진단서, 통원확인서, 처방전, 진료확인서, 소견서, 진료차트 등 진단명, 통원일자 및 기간이 포함된 서류가 필요하다. 대부분 진료확인서와 영수증을 발급한다(진료비 3만 원 이하 시 진료비계산서〈영수증〉로 갈음).

2 기자재관리

기자재란 기계, 기구 따위를 통틀어 이르는 말로, 치과에서 쓰고 있는 기자재는 치과용 유니트 체어, 치과 방사선 장치, 공기압축기, 컴퓨터, 핸드피스 등 고가의 물건들을 포함하여 치과치료 시 사용되는 거의 모든 치과치료용 소기구까지 포함한다. 이를 효과적으로 관리하고 장비의 수명을 연장하기 위해서는 철저한 관리가 필요하다. 특히 고가의 장비에는 장비마다 개별적인 시리얼 넘버를 부착하고, 그 기록을 통해서 장비 이상이나 고장 시에는 신속한 유지, 보수를 하도록 한다. 또한, 외과수술용 기구들은 주기적으로 기구의 날과 기능을 확인하여 잘 작동되는지 점검하고, 올바른 사용과 관리로 교체주기를 늘릴 수 있도록 노력하여야 한다(표 6-1).

(1) 기자재관리 방법

① 보유한 의료 장비에 시리얼 넘버를 부여한다.
② 치과용 소기구의 보유 위치 및 갯수를 파악한다.
③ 구입처, 구입날짜, 구입업체 전화번호를 기재해 둔다.
④ 이상이 발생했을 때 애프터서비스를 요청할 수 있는 번호를 기재해 둔다.
⑤ 애프터서비스를 받은 날짜, 고장 이유, 비용, 애프터서비스 받은 기구의 시리얼 넘버를 확인하고 기재해 둔다.
⑥ 각 의료 장비의 사용 용도 및 사용 시 주의사항을 정리해 둔다.
⑦ 기자재관리 담당자를 지정한다.

표 6-1 **기자재관리대장(예시)**

일련번호	장비명	제조사	구입일	A/S 보증 기간	구입처	장비수리내역				비고
						년/월/일	수리내용	수리처	수리금액	
AB0001	치과용 핸드피스	NSK	2016/10/1	1년	○○덴탈	2017/12/5	bur 고정안됨	○○덴탈	22만 원	010-0000-0000 김도현
						2019/5/4	사용 시 돌가는 소리남	○○덴탈	15만 원	
B05008	치근단 촬영용 카메라	○○○	2016/10/5	2년	○○사					

3 재료관리

치과에서 사용하는 재료들은 치과용 인상재, 치과용 시멘트, 국소마취제, 치과용 교합지, 알지네이트 등이다.

재료관리에서 가장 중요한 점은 재고를 잘 파악하여 필요할 때 바로 쓸 수 있게 물품을 준비해 두는 것과 경제적이고 체계적인 물품 구입에 있다.

재고를 잘 파악하여 진료에 차질이 없도록 하기 위해서는 책임 있게 재료관리를 담당할 사람이 필요하다. 규모가 큰 치과에서는 효율적으로 재료관리를 하기 위해 큰 보관창고를 마련하여 재료를 관리하고 필요할 때마다 문서에 입력하고 가져가게 하면 좀 더 쉽게 관리할 수 있다.

또한, 다양한 재료를 소모하는 치과의 특성상 특정 재료상이나 업체를 통해 모든 재료를 구입하기보다는 재료마다 좀 더 저렴한 가격과 할인 등의 편의를 제공해 주는 업체를 비교, 분석하여 구입하거나 많이 소모하는 재료의 경우 특정 기간, 특정 재료의 이벤트 할인을 이용하여 다량으로 구입하면 경제적으로 재료를 구입할 수 있다(그림 6-1).

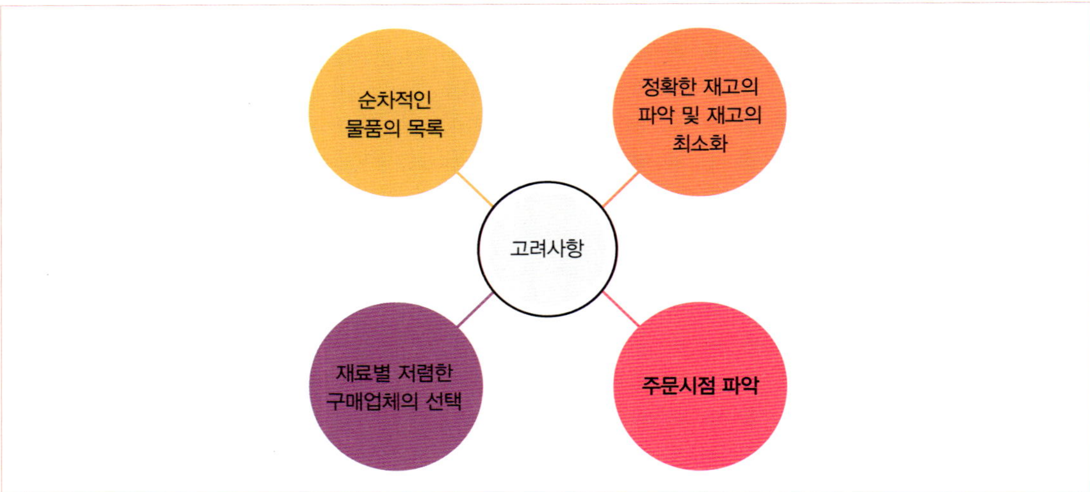

그림 6-1 물품 구매 시 고려사항

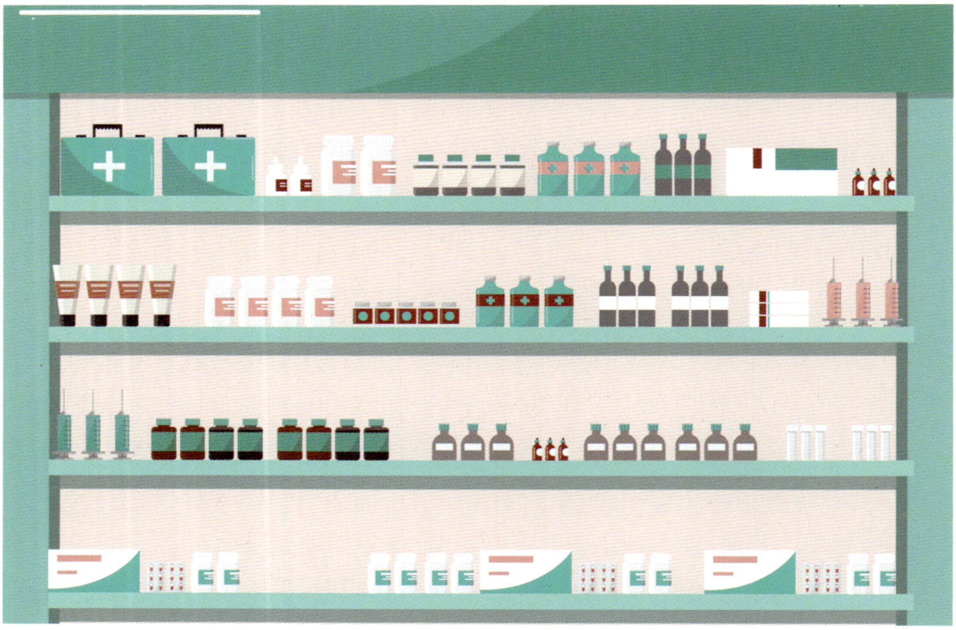

(1) 재료관리 방법

① 구입한 재료의 등록대장을 만든다.

② 구입한 날짜를 기록하고 유효기간, 담당자 전화번호를 기록한다.

③ 재료 구입날짜와 소모날짜를 기록한다.

④ 최소 재고량 및 보관위치를 확인한다.

⑤ 여러 재료상을 통해 물품 구입 시 재료상별 재고 파악 문서를 관리하던 재료 주문도 용이하다.

⑥ 재료에 따른 올바른 방법으로 보관한다.

⑦ 재료의 재고명세서를 잘 정리해야 하는데 크게 중요 의료장비와 소모성이나 비소모성 물품으로 구분하여 정리한다.

⑧ 진료가 원활하게 이루어질 수 있도록 재료의 재고를 체계적으로 관리하고 유효기간이 짧은 것부터 소모한다.

(2) 재고관리 시 고려사항

① 사용빈도

② 유효기간

③ 예산

④ 주문 물품의 수령기간

⑤ 저장 장소 공간

(3) 재료관리대장 (표 6-2)

① 거래하는 특정 재료상별로 폴더를 만든다.

② 재료별로 sheet를 만들어 관리하면 재고를 한눈에 파악하기 용이하다.

표 6-2 **재료관리대장(예시)**

주문날짜	주문수량	입고일자	입고수량	출고일자	출고수량	재고수량	단위	단가	보관장소
10월 18일	10			10월 18일	2	0	1box 10개	17,900원	창고 첫 번째 서랍
		10월 20일	10	10월 20일	5	5			
10월 24일	10	10월 27일	10			15			
				10월 28일	4	11			
				10월 31일	2	9			

4 원무통계관리

1) 원무통계

원무통계는 병원통계의 일부분으로 주로 환자의 진료비와 관련된 통계로 전체 외래, 진료과목별, 수가유형별, 진료과별 등으로 분류한 후 집계한 분석 자료이다. 원무통계의 목적은 의학연구, 경영실적 반영, 보고용 등이다.

2) 병원수익

진료비는 의료기관의 운영을 위한 가장 큰 재원으로 의료기관의 수익은 대부분 진료비에 의존하고 있다. 치과병원의 수익은 크게 외래수익과 입원수익으로 구분되고 치과의원의 수익은 진료수익과 진료외수익으로 구분된다(그림 6-2).

8월 수입 지출 내역서

월총결산	70,265,100
월총수입	70,265,100
월총지출	-
데스크 보관금	-
현금 입금	541,100

수입내역				
보험진료비	현금	216,400		
	카드	8,836,700	9,076,700	
	현금영수증	23,600		
비보험진료비	현금	295,100		
	카드	60,887,300	61,188,400	
	온라인	-		
	현금영수증	6,000		

지출내역		
	현금	-
	카드	-
	온라인	-

신환자수	164
구환자수	603
총환자수	767
진료일수	25

2018년 8월 1일 수요일						보험진료비			비보험진료비			
No.	신환	번호	성명	치식	치료내역	현금	카드	현금영수증	현금	카드	온라인	현금영수증
1		2690	김신							3,000,000	현대	
2		2691	김소룡				15,000	현대				
3	신환	4713	한경수				18,700	삼성				
4		4616	양진				11,800	비씨				
5		4679	한서윤							560,000	비씨	
6		915	김태광				15,000	하나				
7		2813	김시현				18,600	비씨				
8		183	편영국									
9		3762	진태순									
10	신환	4714	양현주							290,000	국민	
11	신환	4715	양은주							50,000	비씨	
12	신환	4716	이미애							5,000	비씨	
13	신환	4717	배진				20,300	국민				
14	신환	4718	이수진				7,900	국민				
15	신환	4719	박지선				21,800	신한				
16		136	박진화									
17		4556	이미진									
18		4692	김희주				2,700	신한				
19		707	박영은									
20		4564	이지희							500,000	삼성	
21		4548	나혜원				11,800	삼성		3,000	삼성	
22		2666	강길령									
23		4670	이현주									
24		37	한선영							1,090,000	비씨	
25	신환	4720	이채윤				15,000	비씨				
26		4711	백승헌				54,100	농협		210,000	농협	
27												

신환자수	8
구환자수	18
일총환자수	26
수입합계	5,920,700
지출합계	-
현금수입합계	-
데스크 보관	
현금 입금	-

수입내역				
보험진료비				HOME
현금	카드	현금영수증		
-	212,700	-		
			212,700	
비보험진료비				
현금	카드	온라인	현금영수증	
-	5,708,000	-	-	
			5,708,000	

그림 6-2 수입 · 지출 내역서(예시)

3) 원무통계의 구분

원무통계를 통해 치과의 의료수익뿐 아니라 경영적인 문제의 원인과 개선점을 찾을 수 있으며 의사결정을 좀 더 정확하게 할 수 있는 정보를 제공받을 수 있다.

① 환자수 구분

전체 환자수와 진료과목별 환자수를 구분해서 산정한다. 치고-공단 검진도 따로 구분하는 것이 좋다.

② 유형별 구분

건강보험 환자, 의료급여 환자, 비보험 환자(미취득자, 외국인 환자) 등으로 구분한다.

③ 수익통계

의료수익을 집계할 때 발생주의와 현금주의 두 기준을 함께 적용한다. 건강보험 환자는 발생주의를 원칙으로 보험청구를 한 날 또는 한 달의 집계로 계산한다(본인부담금은 당일 수납하고 공단부담금은 최소 한 달 후에 입금되지만 보험청구를 입력한 날, 달에 집계하는 것을 원칙으로 함). 비보험 진료는 수익이 발생한 날, 달로 집계한다. 예를 들면 총 진료비가 비보험 수가로 200만 원인데 이번 달에 150만 원을 수납하고 나머지 50만 원은 다음 달에 수납하기로 한 경우 이번 달 수익 통계는 150만 원만 집계된다.

▶ 2019년 04월 내원환자 내원경로별 1인당 평균 진료비 (단위 : 원)

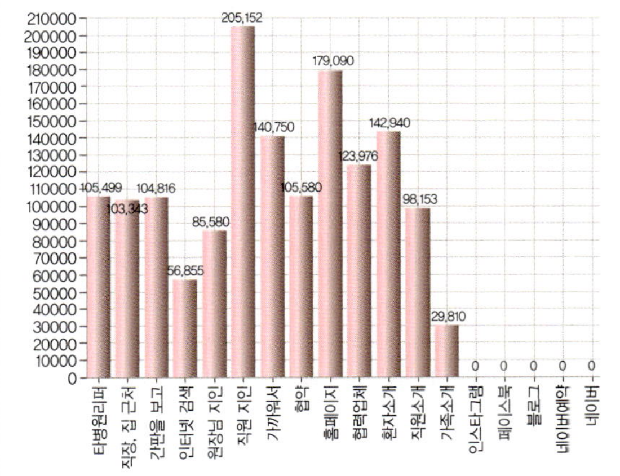

④ 환자경영 통계

a. **초진 · 재진 통계** : 매일, 매달 초진 · 재진 통계를 통해 요일별, 계절별 환자의 흐름을 알 수 있다. 또한 이를 통해 치과의 친화력, 신뢰도, 만족도 등을 측정할 수 있다.

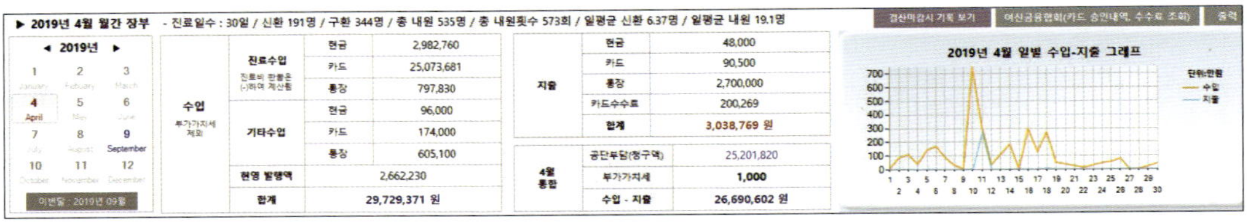
▶ 2019년 4월 월간 장부 - 진료일수 : 30일 / 신환 191명 / 구환 344명 / 총 내원 535명 / 총 내원횟수 573회 / 일평균 신환 6.37명 / 일평균 내원 19.1명
2019년
수입
부가가치세 제외
진료수입
현금 2,982,760
카드 25,073,681
통장 797,830
기타수입
현금 96,000
카드 174,000
통장 605,100
현영 발행액 2,662,230
합계 29,729,371 원
지출
현금 48,000
카드 90,500
통장 2,700,000
카드수수료 200,269
합계 3,038,769 원
4월 통합
공단부담(청구액) 25,201,820
부가가치세 1,000
수입 - 지출 26,690,602 원
2019년 4월 일별 수입-지출 그래프

b. **이용 경로** : 치과를 방문하게 된 경로를 의미하며 소개(직원 소개, 환자 소개), 인터넷, 제휴사, 제휴 병원, 간판 등 환자의 공급원을 파악하고 마케팅 지분을 나누는 지표로 활용할 수 있다.

▶ 2019년 04월 내원환자 내원경로 분포 ※ 휠클릭=환자검색 엑셀저장

내원경로	내원환자수	구환수	신환수	총내원횟수	평균진료비	총 진료비
타병원리퍼	20	8	12	23	105,499	2,109,980
직장, 집 근처	15	4	11	19	103,343	1,550,150
간판을 보고	8	1	7	8	104,816	838,530
인터넷 검색	4	1	3	4	56,855	227,420
원장님 지인	4	1	3	4	85,580	342,320
직원 지인	23	9	14	25	205,152	4,718,506
가까워서	11	0	12	13	140,750	1,548,250
협약	1	0	1	2	105,580	105,580

c. **거주지역** : 치과를 이용하는 환자의 거주지별 분포를 파악할 수 있는 지표로 활용된다. 이를 통해 지역별 이용도와 친화력 등을 알 수 있다.

d. **성별, 연령** : 환자의 남녀 비율과 연령대별 분포를 파악하여 주진료, 부진료, 마케팅 등으로 활용할 수 있다.

e. **진료항목** : 진료과목과 진료항목으로 분포를 파악하여 타켓 진료를 선별하고 기여도 높은 진료를 파악할 수 있다.

f. **예약 접수율 및 취소율** : 방문 예약, 전화 예약, 인터넷 예약 비율을 산출하고 예약 후 실제로 진료를 받는 환자의 수를 파악한다. 또한 초진 · 재진 환자 예약 취소율을 분석하여 취소 파기율을 최소화할 수 있도록 한다.

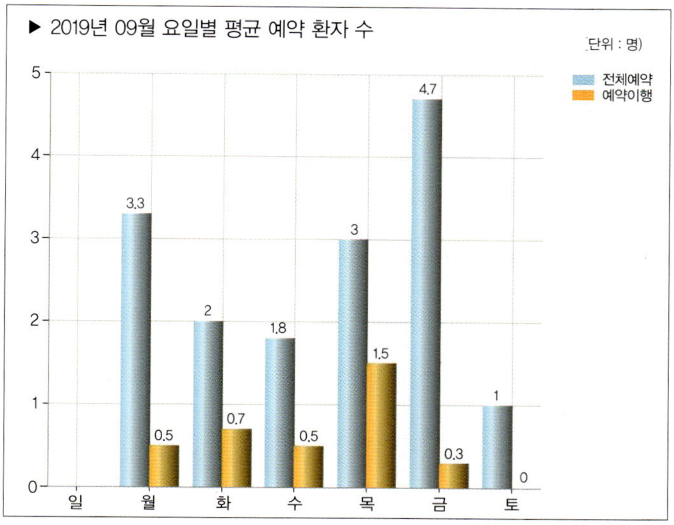

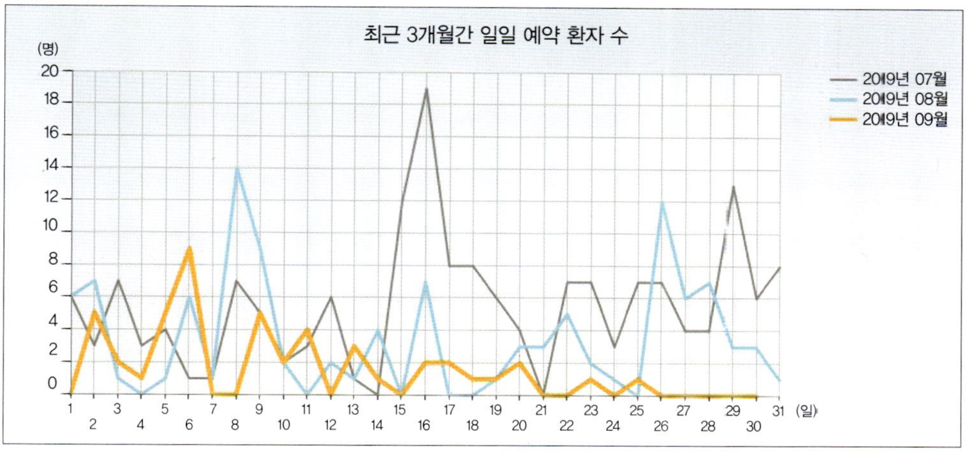

g. **보험심사 조정률** : 보험청구액 대비 심사조정액 등을 분석하여 삭감률을 확인한다.

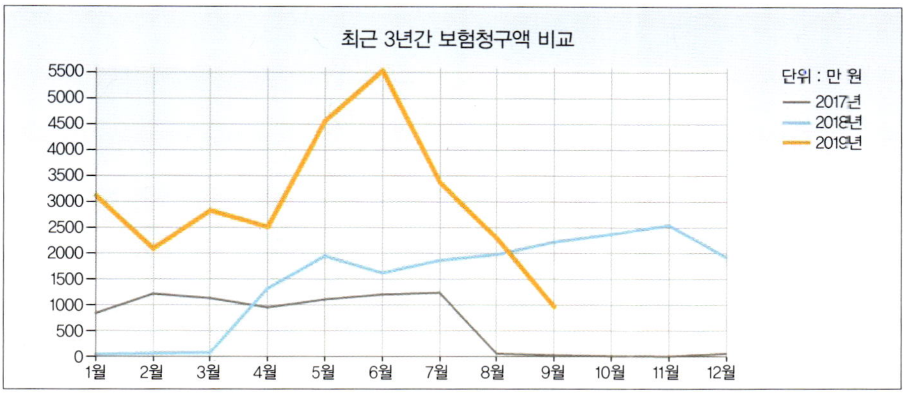

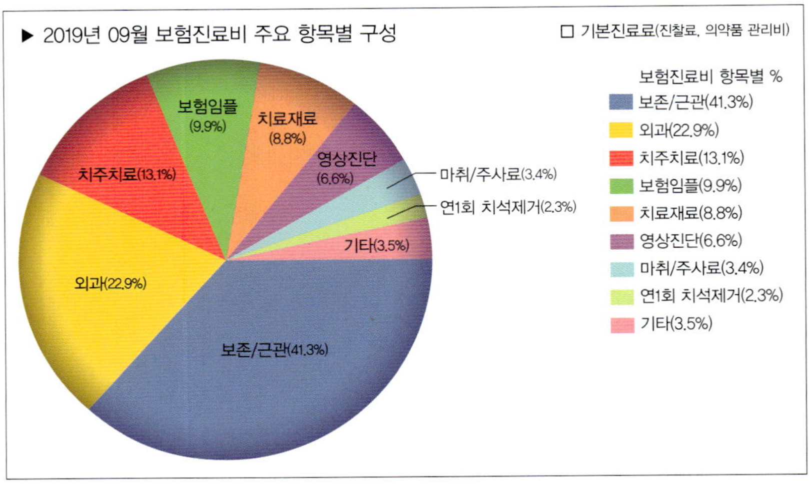

그 외에도 의사별 수납액 통계, 기간별 진료비 통계, 진료항목별 통계, 수가별 통계, 상담 동의율 통계, 보험수가별 통계, 임플란트수술 통계, 급여 틀니 · 급여 임플란트 통계, 원외처방 통계, 기공의뢰 통계, 불만고객 통계, VIP 등급별 통계, 소개자 통계 등이 있다.

Chapter 07

치과 사무관리

학습목표

1. 개인정보의 취급 의무와 책임을 이해한다.
2. 상황에 맞는 문서 응대를 할 수 있다.

Chapter 07

치과 사무관리

치과에는 다양한 환자들이 내원하므로 환자들을 대할 때 일률적인 응대가 되어서는 안 되지만, 어떤 표준이 있어야 실제 여러 가지 상황에서도 유연한 대응이 가능하다. 작업의 순서, 수준, 방법 등을 구체적으로 문서화함으로써 순조로운 조직활동, 업무의 체계적 습득, 일정 수준의 작업을 확보할 수 있다.

1 의료정보 및 개인정보

1) 의료정보

의료정보란 의료에 동반하여 발생하는 모든 정보를 의미한다. 의료정보에는 병원이나 진료소의 수 또는 질병의 유행상황 등 의료에 동반한 다양한 정보도 포함되어 있다. 의료정보 가운데 병원이나 진료소에서 이루어지는 진료에 동반되어 발생하는 정보를 진료정보라고 한다. 이전에 받았던 치과치료, 이와 관련된 합병증, 현재 복용 중인 약 등 환자가 치과병 · 의원 내원 시 작성하게 되는 치과병력 및 의과병력이 이에 해당되고, 진료 시 알게 된 모든 내용이 진료정보에 포함된다.

(1) 의료정보의 1차 이용과 2차 이용

의료정보의 이용은 1차 이용과 2차 이용으로 나눌 수 있다(표 7-1). 1차 이용은 환자 진료를 목적으로 사용하는 것으로, 환자와의 정보 공유 또는 환자가 이용하는 의료기관 간의 정보 공유 등이 여기에 해당된다. 2차 이용이란 교육 및 연구를 목적으로 사용하는 것으로, 사전에 데이터를 입력하고 집계 등의 작업을 하여 특정 질병을 가진 환자들의 의료정보를 이용하여 연구를 진행하거나 의료정책을 마련할 때 사용되기도 한다.

표 7-1 **의료정보의 1차 이용과 2차 이용**

1차 이용	2차 이용
● 진료 목적의 이용 • 전문직의 사고 • 환자와의 정보 공유 • 전문직 간의 정보 공유 • 의료기관 간의 정보 공유 • 의료정보의 개시 ● 의료행위의 공적자료 작성 • 진료보수 청구업무	● 1차 이용 이외의 목적으로 이용 • 병원경영의 지표 경영전략 세우기, 자원관리, 수입지출 관리 • 공공위생상 이용 보건소 등 행정조직에서의 이용 • 의료정책 세우기 의료제도 설계, 의료비 분배 등 • 의학 연구 임상시험, 전향임상연구, 추적조사 등 • 의학 교육 졸업 전 교육, 졸업 후 연수 등

(2) 환자정보의 제3자 제공

환자정보의 제3자 제공이란 본인과 가족 이외의 제3자에게 환자정보를 제공하는 것이다. 의료법 상 의료인은 제3자에게 의료정보 송부 또는 전송 요청을 받은 경우 해당 환자나 환자 보호자의 동의를 받아야 한다. 하지만 해당 환자가 의식이 없거나 응급환자인 경우, 환자의 보호자가 없는 경우 동의 없이 송부 또는 전송이 가능하다. 이 외에도 의료정보 이용에 동의를 얻었다고 판단하는 사례가 많아지고 있다. 이를 옵트아웃(opt out)이라고 한다(표 7-2). 반대로 제3자 제공에서 본인의 동의가 필요한 경우도 있다(표 7-3).

표 7-2 **환자정보의 제3자 제공에 본인의 동의를 얻었다고 보는 경우**

① 다른 의료기관과의 연계 • 소개장, 처방전 등을 발부 받아 본인이 다른 기관에 가지고 간 경우 ② 외부 의사 등의 의견 및 조언을 구함 • 치료 내용에 관하여 전문의 등에게 조언을 구한 경우 ③ 다른 의료기관의 조회에 응함 • 환자의 병태에 대해 다른 의료기관으로부터 조회가 있는 경우 ④ 가족 등에게 병태를 설명함 • 병태를 본인과 가족에게 동시에 설명하는 경우 • 학교 교직원이 동석하여 학생이 이를 거부하지 않는 경우 ⑤ 건강검진 계약에 의거한 검사데이터 • 건강진단 수탁 시 개인정보를 수탁처에 제공

표 7-3 제3자 제공에 본인의 동의가 필요한 경우

- 민간보험회사의 조회
  - 생명보험 가입 시 : 생명보험회사의 건강상태 등에 대한 조회
  - 교통사고 환자 : 손해보험 지급 심사에 필요한 증상에 대한 조회
- 직장에서의 조회(직장 상사)
  - 직원의 병태에 관한 문의
  - 휴가 중인 직원의 직장복귀 전망에 관한 문의
- 학교의 조회(학교 교직원 등)
  - 아동, 학생의 건강상태에 관한 문의
  - 휴학 중인 학생의 복학 전망에 관한 문의

(3) 의료정보 취급 시의 책임

의료인과 의료기관 종사자는 의료법 제19조(정보 누설 금지)에 따라 업무를 하면서 알게 된 환자의 정보를 누설하거나 발표할 수 없다. 환자 진료에 직접 개입하지 않았더라도 진료기록부 작성, 보관 및 관리 업무 수행 중이라든지 처방전 작성, 사본 교부 업무 등을 통해서 알게 된 모든 내용도 포함된다.

이와 같이 의료정보는 다양한 방법으로 접하게 되는데, 통상적인 운용이 이루어지고 있는 경우와 사고 등이 생긴 경우에는 책임의 양상이 달라진다. 따라서 의료기관의 지침에서는 책임 경계를 명확히 하기 위해 표 7-4와 같이 정리하고 있다.

표 7-4 의료정보 취급 시의 책임

의료기관 등 관리자의 정보보호 책임	위탁과 제3자 제공 시의 책임
● 운용 시의 책임 • 설명 책임 • 관리 책임 • 정기적으로 검토하여 필요에 따라 개선 책임	● 위탁인 경우 • 관리 책임의 주체는 의료기관 등의 관리자 • 환자에 대해서는 수탁사업자와 연계 • 수탁사업자 책임에 의한 사고는 위탁계약에 명기
● 사후 책임(부적합한 사태가 생긴 경우) • 설명 책임 • 선후책 마련의 책임	● 제3자 제공인 경우 • '지침' 엄수 • 네트워크 경유에서는 의료기관, 정보처리자, 제3자의 분담 명확화

2) 개인정보

개인정보란 살아있는 개인에 관한 정보로 성명, 주민등록번호 및 영상 등을 통해 개인을 알아볼 수 있는 정보나 해당 정보에서 개인을 알아볼 수 없더라도 다른 정보와 쉽게 결합하여 알아볼 수 있는 정보를 의미한다. 우리나라는 개인정보보호법을 규정하여 국민 개개인의 정보가 쉽게 노출되지 않도록 보호하고 있다.

(1) OECD 지침의 8가지 원칙

현재의 개인정보보호 개념의 기초가 된 것은 1980년 9월 23일에 OECD(경제협력개발기구) 이사회에서 채택된 '프라이버시 보호와 개인정보의 국제간 이동에 관한 지침'에 기술되어 있는 8가지 원칙이다(표 7-5).

이 8가지 원칙은 개인정보의 수집 및 관리에 대한 국제사회의 합의를 반영한 국제기준으로, 법적 구속력은 없지만 개인정보보호의 일반 원칙으로 인정받고 있다.

표 7-5 OECD 지침의 8가지 원칙

	원칙	내용
1	수집 제한의 원칙	개인정보의 수집은 제한되어야 하고 수집하는 경우 합법적이고 공정한 절차에 따라 정보 주체에게 알리거나 동의를 받아야 한다
2	정보 정확성의 원칙	개인정보는 그 이용 목적에 부합하는 것만 수집하고 목적에 필요한 범위 내에서 정확하고 완전하며 최신의 상태를 유지해야 한다
3	목적 명확성의 원칙	개인정보의 수집 목적은 수집하기 이전 또는 당시에 명시되어야 하고 명시된 목적으로만 이용해야 한다
4	이용 제한의 원칙	개인정보는 수집된 목적으로만 이용해야 하며 목적 이외로는 이용할 수 없다 (단, 정보 주체에게 별도의 동의를 받거나 법률에 의해 허가된 경우는 제외)
5	안전성 보호의 원칙	개인정보의 분실, 불법적인 접근, 훼손, 사용, 변조, 공개 등의 위험에 대비하여 합리적인 보호조치를 마련해야 한다
6	공개의 원칙	개인정보 관리자의 주소 등을 비롯하여 개인정보의 이용 목적, 관련 정책 등에 대한 내용이 포함된 공개 방침이 있어야 한다
7	개인 참여의 원칙	정보 주체는 본인의 개인정보에 대한 확인, 열람 요구, 이의 제기 및 정정, 삭제, 보완 청구권을 가진다
8	책임의 원칙	개인정보 관리자는 위에서 제시한 원칙들이 지켜지도록 필요한 제반 조치를 취해야 한다

(2) 개인정보보호법과 의료기관지침의 차이

의료기관에서는 환자의 기본적인 개인정보뿐 아니라 진료과정 중에도 많은 개인정보를 수집하고 있어 개인정보보호법의 대상이기도 하다. 하지만 개인정보보호법이 시행되고 얼마 되지 않을 무렵 법률의 해석을 둘러싸고 의료 현장에서는 많은 혼란이 있었다.

개인정보보호법과 의료기관지침에서 정의하는 개인정보는 표 7–6과 같다.

표 7–6 **개인정보보호법과 의료기관지침의 정의 비교**

개인정보보호법에서의 정의	의료기관 지침에서의 정의
개인정보란?	
• 살아 있는 개인에 관한 정보로서 성명, 주민등록번호 및 영상 등을 통하여 개인을 알아볼 수 있는 정보(해당 정보만으로는 특정 개인을 알아볼 수 없더라도 다른 정보와 쉽게 결합하여 알아볼 수 있는 것을 포함)	• 사망자에 관한 정보도 개인정보와 동등한 안전관리 조치가 필요 • 영상이나 음성도 포함하여 암호화 여부를 따지지 않음 예 : 진료기록, 처방전, 수술기록, 간호기록, 검사소견, 방사선 소견, 소개장, 퇴원 시 안내문 등
개인정보 취급자	
• 개인정보를 처리함에 있어서 개인정보가 안전하게 관리될 수 있도록 임직원, 파견근로자, 시간제근로자 등 개인정보처리자의 지휘 및 감독을 받아 개인정보를 처리하는 사람	• 병원, 진료소, 조산소, 약국 등 • 복지서비스사업을 하는 사람 • 법규상 준수 의무가 없는 소규모 사업자에게도 지침을 준수할 노력을 요구

개인정보보호법과 의료기관지침에서 정의하는 개인정보의 가장 큰 차이점은 개인정보보호법이 살아 있는 사람을 대상으로 하고 있는 데 비해, 의료기관지침에서는 사망자에 대한 정보에도 개인정보와 동등한 안전관리조치를 요구하고 있다는 점이다. 또한, 규모에 따라서 개인정보보호법의 의무 등이 없는 소규모 사업자에게도 지침을 준수할 노력이 요구되고 있다.

병명은 개인정보 중에서도 특히 주의해서 다루어야 할 정보이며, 병명이 알려지면 사회적으로 큰 영향이 나타나거나 의료소송에서는 죽은 후에도 진료정보가 재판에서 중요한 역할을 하는 등의 이유로 이러한 차이점이 발생하고 있다. 즉, 개인정보보호법보다도 의료기관지침이 넓은 범위에서 규제가 엄격하다고 볼 수 있다.

(3) 개인정보보호법을 적용하지 않는 경우

개인정보보호법에서는 사상 · 신념, 노동조합 · 정당의 가입 · 탈퇴, 정치적 견해, 건강, 성생활 등에 관한 정보, 그 밖에 정보 주체의 사생활을 현저히 침해할 우려가 있는 개인정보로서 대통령령으로 정하는 정보(민감정보)에 대해서는 개인정보취급자의 의무 규정이 적용되지 않는다. 다만, 개인정보보호를 위해 필요한 조치를 스스로 마련하는 등의 노력의무는 있다. 의료에 관해서는 학술연구를 목적으로 하는 기관은 제외된다고 보고 있으나, 의료기관이 꼭 해당되는 것은 아니다. 의료기관에서는 행정안전부의 지침에 따라 윤리규정을 만드는 등, 더 엄격한 대응이 요구되고 있는 것이 현실이다.

2 문서관리

새로운 환자가 내원하는 순간 데스크의 안내부터 시작하여 진료 중의 적절한 응대, 환자를 배려한 안내, 진료 내용과 순서에 대한 적절한 설명, 그리고 다음 진료예약과 정기 검진까지 환자가 불편함을 느끼지 않도록 원활하게 소통하고 업무효율을 높이며 환자의 만족도를 높이기 위해서는 기본적으로 적절한 응대법을 표준화하여 문서화함으로써 환자 응대 시 실수를 최소화하고 환자의 만족도를 높일 수 있을 것이다.

(1) 접수 시

개인정보 수집 및 활용 동의서와 함께 인적사항과 문진표 등 환자에 대한 자료를 수집한다(그림 7-1, 7-2). 특히 문진표를 통해 전신건강상태나 복용 중인 약, 부작용이나 알레르기 반응을 일으킬 수 있는 약이 있는지 확인한다. 여성의 경우 임신 여부를 확인한다.

환자의 주소(chief complaint)를 간단히 파악하고 원하는 치료 범위를 파악해 두면 좋다.

내원 횟수가 많은 환자일수록 성향을 잘 파악하여 응대한다.

(2) 진료실에서 진료 시

- 치료 진행에 앞서 다시 한번 어떤 치료를 어떻게 진행할지에 대해 알려준다.
- 치료 동의서 또는 발치 동의서, 수술 동의서를 받는다(그림 7-3, 7-4).
- 제거된 금관을 요구하는 환자에게는 적출물 인수 동의서를 받고 전달한다(그림 7-5).

(3) 진료 종료 후

- 치료받는 내용에 대해 환자에게 설명해 준다.
- 환자 주의사항을 자세히 설명해 주고, 혹시 발생할 수 있는 상황에 대한 응급처치 방법을 알려주며, 중요한 주의사항에 대해서는 다시 안내하고, 돌아가서도 한번 읽어볼 수 있도록 주의사항 안내서를 전달한다(그림 7-6).

개인정보 수집 · 활용 동의서

■ 기본 개인정보 수집 · 활용

수집하는 기본 개인정보 항목	이름	
	주소	
	연락처	[전화 또는 휴대전화]
	e-Mail	[선택정보]
	진료실 내 영상정보처리기기 촬영확인	[선택정보] (인/서명)
개인정보의 수집 및 이용목적	■ 성명, 주소, 연락처 : 병원업무와 의학정보 안내 등 서비스 이용 안내 ■ 이메일 주소 : 소식 및 고지사항전달, 불만처리 등을 위한 원활한 의사소통 경로의 확보 등 ■ 진료실 내 영상정보처리기기 촬영확인 : 분쟁소지 자료 확보 등	
개인정보의 보유 및 이용기간	■ 정보제공자가 개인정보 삭제를 요청할 경우 즉시 삭제합니다. 단, 타법령의 규정에 의해 보유하도록 한 기간동안은 보관할 수 있습니다. ■ 소비자의 불만 또는 분쟁처리에 관한 기록 : 3년 (전자상거래 등에서의 소비자보호에 관한 법률) ■ 신용정보의 수집/처리 및 이용 등에 관한 기록 : 3년 (신용정보의 이용 및 보호에 관한 법률) ■ 본인 확인에 관한 기록 : 6개월 (정보통신망에 이용촉진 및 정보보호 등에 관한 법률)	
개인정보 제공 동의 거부 권리 및 동의 거부 따른 불이익 내용 또는 제한사항	귀하는 제공 동의를 거부할 권리가 있으며, 동의 거부에 따른 불이익은 없음 다만, 진료관련 안내 서비스를 받을 수 없음	

※ 만 14세 미만 아동인 경우 반드시 법적대리인의 동의가 필요함

[법정대리인동의서] 본인은 미성년자의 법정대리인으로 ○○치과의원의 서비스 이용신청에 동의합니다.

법정대리인 성명	(인/서명)
법정대리인 연락처	
법정대리인과의 관계	

※ 개인정보 제공자가 동의한 내용 외의 다른 목적으로 활용하지 않으며, 제공된 개인정보의 이용을 거부하고자 할 때에는 개인정보 관리책임자를 통해 열람, 정정, 삭제를 요구할 수 있음

「개인정보보호법」 등 관련 법규에 의거하여 상기 본인은 위와 같이 개인정보 수집 및 활용에 동의함

년 월 일

성명 : (인/서명)

그림 7-1 개인정보 수집 · 활용 동의서 예시

No. 년 월 일

성명		주민등록번호	
주소			
e-mail		소개해주신분	(관계)
연락처	(H.P)	(집)	(사무실)

건강문진표 (해당 사항에 V표를 해주세요)

설 문 내 용	항 목 사 항
내원하신 이유는?	☐ 아파서 ( ) 부위 ☐ 스켈링 ☐ 보철, 임플란트, 교정 상담 ☐ 충치치료 ☐ 이가 시려서 ☐ 전체적인 검사 ☐ 이를 뽑으려고 ☐ 기타 ( )
치료 시 희망은?	아픈 치아의 치료만 하고 싶다. 전체적으로 치료를 받고 싶다.
전신질환이 있으신가요? (앓은 적이 있으신가요?)	☐ 저 · 고혈압 (/ mmHg) ☐ 당뇨 ☐ 심장질환 ☐ 약물알레르기 ☐ 결핵 ☐ 출혈성질환 ☐ 간염 ☐ 갑상선질환 ☐ 류마티즘 ☐ 골다공증 ☐ 빈혈 ☐ 기타 ( ) ☐ 하당사항 없음
복용 중인 약이 있으신가요?	(예 : 아스피린, 항응고제, 골다공증약 등등)
약물부작용이 있으신가요?	(예 : 페니실린 등등)
여성분만 답해 주세요.	☐ 임신 중 (개월) ☐ 임신계획 있음 ☐ 모유수유 중
담배를 피우십니까?	☐ 예(하루 흡연량 :) ☐ 아니오
스켈링 받으신지는 얼마나 되셨습니까?	☐ 6개월 미만 ☐ 1년 ☐ 2년 ☐ 한번도 안함
과거의 치과 치료 경험	☐ 과다출혈 ☐ 마취가 잘 안됨 ☐ 발열 ☐ 치료 후 심한 통증 ☐ 별 이상 없음
입을 벌릴 때 턱관절에서 소리가 나거나 아픈 적이 있습니까?	☐ 예 ☐ 아니오
어떻게 찾아오시게 되었습니까?	☐ 가족 또는 지인의 소개로 (성함 : 관계 :) ☐ 가까워서 ☐ 홍보물을 보고 ☐ 기타 ( )

작성자(환자) 성명 및 날인 ____________

그림 7-2 문진표 예시

발치 동의서

1. 환자는 치아 발치를 동의하고, 치아 발치에 대한 내용을 치과의사로부터 충분히 설명 들었습니다.

2. 환자는 현재 건강상태 및 복용중인 약에 대해 치과의사에게 설명하였습니다.

3. 치아 발치 후 지속적인 출혈과 통증이 있을 수 있으며, 붓거나 멍이 들 수 있고, 감염으로 인한 염증이 생길 수 있습니다. 특히 사랑니 발치의 경우 신경 손상이 있을 수 있음을 설명 들었습니다.

4. 환자는 치아 발치 후 주의사항을 잘 지키고, 치과의사의 지시사항을 잘 따르겠습니다.

5. 담당의사 (   ) 원장님

20　년　　월　　일　환자 :　　　　　　　(서명)

그림 7-3 **발치 동의서 예시**

임플란트수술 동의서

■ 진 단 명

( )치주염 ( )치아우식증 ( )치아파절 ( )치근단농양 ( )치아상실

( )기타______________

■ 수술내용

( )발치 ( )인공치아매식술 ( )치조골이식술 ( )단순골이식술 ( )상악동거상술

( )골유도재생술 ( )치은절제술 ( )기타______________

■ 수술의사 (   ) 원장님

■ 본인은 인공치아(임플란트)를 심는 과정에 관한 설명을 충분히 들었으며, 그 목적과 필요성을 이해한다.

■ 본인은 수술 및 약, 마취와 관련된 다음과 같은 위험 및 합병증에 관해 설명받았다.

: 통증, 부종, 감염, 염증, 치아 손상, 비공 및 상악동 천공 및 이와 관련된 출혈, 치유지연, 알레르기반응, 감각이상(입술, 혀, 턱, 뺨, 치아 등에 발생할 수 있으며 회복하는 시기는 차이가 있으며 간혹 회복되지 않을 수도 있음) 등

■ 본인은 치료 후 원인 모르게 발생할 수 있는 잇몸염증이나 물리적 자극 등으로 인하여 인공치아가 골에 결합되지 않아 식립된 인공치아를 제거 후 재식립할 수 있음을 이해한다.

■ 본인은 수술 후의 흡연, 음주 등이 치료 결과와 상처 치유에 나쁜 영향을 미치며 의료진이 지시하는 기간까지 요양할 것과 치과의사의 정기적인 검사에 응할 것에 동의한다.

년 월 일

환 자 (서명)

보호자 (서명)

그림 7-4 **수술 동의서 예시**

적출물 인수 동의서

이름 : 주민등록번호 :

상기 본인은 ㅇㅇ치과의원에서 진료 결과로 발생한 적출물(발거 치아, 제거된 금관)의 인수를 요구하여 적출물 인수를 시행하였습니다. 적출물 인수에 따르는 의료법 및 폐기물관리법을 포함한 모든 법적인 책임은 본인에게 있음을 동의합니다.

적출물의 수량 및 내용 :

년 월 일 서명

※ 폐기물관리법 시행규칙 내용에 따른 적출물 인수 및 처리에 관한 내용

〈지정폐기물 중 의료폐기물의 기준 및 방법〉

감염성 폐기물(인체 조직물 및 동물의 사체)은 본인(본인이 의사표시를 할 수 없는 경우에는 그 친권자 또는 후견인) 또는 그 동물의 주인이 요구하는 경우에는 본인 또는 그 동물의 주인에게 인도하여 〈장사 등에 관한 법률〉 제15조의 규정에 의한 묘지 등의 설치 제한 지역이 아닌 곳으로 동법 12조 제 1항의 규정에 의한 공설묘지 중 시 · 도지사가 인정한 장소에 1미터 이상의 깊이로 매몰하거나 동법에 의한 화장장에서 소각할 수 있다. 이 경우 감염성 폐기물을 인도한 자는 이를 상세히 기록하여 3년간 보존하여야 한다.

그림 7-5 **적출물 인수 동의서 예시**

보철물 장착 후 주의사항

- 보철물이 접착되기까지 시간이 걸리므로 하루 정도는 단단한 음식, 질긴 음식은 자제해 주십시오.
- 신경치료를 하지 않은 치아는 뜨겁거나 찬 음식에 반응이 생길 수 있습니다.
- 치아를 관리하는 기본적인 방법은 양치질입니다. 양치질은 식후, 간식 후, 취침 전에 해야 합니다. 또한 잇몸질환, 충치 예방을 위하여 치실 및 치간 칫솔의 사용을 권장합니다.
- 보철물의 교체시기는 평균 7~10년입니다. 특별한 이상이 없더라도 교체시기에 교체하시길 권하며, 일 년에 두 번 정기적으로 내원하시어 구강검진 받으시길 권장합니다.

발치 및 구강 내 수술 후 주의사항

- 거즈는 2시간 동안 단단하게 물고 계시고 피와 침은 절대로 뱉지 마시고 삼키십시오.
  (뱉을 때 발생되는 압력이 지혈을 방해할 수 있습니다)
  조금씩 스며 나오는 피는 정상적인 증상이므로 걱정하지 않으셔도 되며 이때 뱉지 말고 삼키셔야 지혈이 됩니다.
- 수술한 부위를 손가락이나 혀로 건드리지 마십시오.
- 수술 후 1~2일간 얼음찜질을 해 주십시오.
  (얼음주머니를 손수건에 감아서 20분간 대었다가 10분간 쉬기를 반복하십시오)
- 식사는 부드러운 음식으로 하시고 우유나 주스 등 충분한 수분과 영양을 섭취해 주십시오. 이때 빨대의 사용은 절대 금합니다.
- 수술 후 2~3일간은 사우나나 온탕욕을 삼가십시오(가벼운 샤워는 가능합니다).
- 마취가 되어 있는 동안은 음식을 드시지 않는 것이 좋고, 입술이나 혀를 깨물지 않도록 주의하십시오.
- 마취가 풀린 후에 통증이 있을 수 있으며 수술시간이 길었던 경우는 2주 정도 통증이 있을 수 있습니다. 심한 통증이나 지속적인 출혈이 있을 때는 내원하시는 것을 권합니다.
- 이를 뽑을 때 미세한 혈관이 터져 멍이 생길 가능성이 있습니다.
- 칫솔질은 평소대로 하되 발치 및 수술 부위를 자극하지 않도록 주의하십시오.
- 받으신 약은 용법대로 복용하시고, 수술 후 1주일간은 음주와 흡연을 삼가십시오.
- 무리한 운동이나 일은 치유에 방해가 됩니다. 통증이 심한 경우 치과에 내원하여 상태 점검 및 소독을 받으시고, 봉합을 했을 경우는 1주일 후 실밥을 제거해야 합니다.

그림 7-6 **각종 주의사항 안내서 예시**

임플란트 수술 후 주의사항

- 수술 후 24시간 동안은 입안을 세게 헹구거나 빨대를 사용하지 마십시오.
- 수술 부위는 칫솔질을 하지 마시고 처방해드린 가글액을 사용하십시오. 수술한 부위를 손가락이나 혀로 건드리지 마시고 입술을 들추어 보지 않도록 주의하십시오.
- 만약 수술 부위에 출혈이 계속되면 거즈로 3~5분간 가볍게 압박해 주세요. 만약 출혈이 멈추지 않으면 치과로 연락해 주십시오.
- 높은 베개를 사용하시면 부종(붓는 것)과 출혈을 줄일 수 있습니다.
- 수술 후 1~2일간 얼음찜질을 해 주십시오.
  (얼음주머니를 손수건에 감아서 20분간 대었다가 10분간 쉬기를 반복하십시오)
- 흡연과 음주는 삼가셔야 합니다. 특히 초기 3주는 임플란트 치유에 결정적인 시기이므로 반드시 금하셔야 하며 수술 후 6주 동안은 삼가하시는 것이 좋습니다.
- 수술 후 2~3일간은 사우나나 온탕욕을 삼가십시오(가벼운 샤워는 가능합니다).
- 마취가 되어 있는 동안은 음식을 드시지 않는 것이 좋고, 입술이나 혀를 깨물지 않도록 주의하십시오.
- 수술 후 식사는 부드러운 음식으로 하시고 너무 뜨거운 음식이나 깨, 딸기 등 작은 알갱이가 있는 음식은 삼가십시오.
- 상악동 이식술을 시행한 경우 코를 세게 풀지 마시고, 만약 코피가 난다면 당황하지 마시고 통상적인 방법으로 지혈을 하시면 됩니다. 출혈이 계속 되면 치과로 연락해 주십시오.
- 의사의 특별한 지시가 있기 전까지는 임시틀니를 사용하지 마십시오.

그림 7-6 각종 주의사항 안내서 예시 (계속)

전문가 미백 시 주의사항

1. 미백하는 동안 아래 음식은 삼가하시는 것이 좋습니다.

미백 치료 후 1시간 동안은 음식을 드시지 않는 것이 좋습니다.
커피, 콜라, 녹차, 홍차, 포도 주스, 레드와인, 카레, 담배 등은 피해 주세요.
만약 드시게 됐다면 바로 양치질을 해 주세요.

2. 미백 진료 후 일시적으로 시린 증상이 있을 수 있습니다.

이런 경우에는 미지근한 물은 머금고 있으면 점점 좋아집니다.
일부의 경우 통증이 유발될 수 있으며 진통제를 드십시오.

3. 전문가 미백(Office Bleaching) 과정 중 잇몸이 하얗게 변색되는 경우가 있습니다.

이는 소량의 미백제가 잇몸에 스며들게 되어 발생되는 증상이며 24시간 이내에 소멸되니 걱정하지 않으셔도 됩니다.

4. 미백 치약은 미백 효과를 지속시키는 데 도움이 됩니다.

5. 미백은 영구적인 치료가 아니므로 6개월에 한 번씩 check 받으시길 권장합니다.

그림 7-6 각종 주의사항 안내서 예시 (계속)

PART Ⅲ

치과병·의원 환자관리

Chapter 08

고객접점별(MOT) 환자관리

학습목표

1. 고객접점(MOT)에 대해 설명할 수 있다.
2. 고객접점(MOT) 분석을 이해하고 실무에 적용할 수 있다.

Chapter 08

고객접점별(MOT) 환자관리

1 고객접점(MOT)의 개요

1) 고객접점(MOT)의 정의와 유래

고객접점(Moment of Truth, MOT)이란 스페인의 투우 용어인 'Moment De La Verdad'를 영어로 옮긴 것으로 스페인의 마케팅 학자인 리차드노먼이 이를 서비스 품질관리에 처음 사용하였다. 이 말은 원래 투우사가 소의 급소를 찌르는 순간을 말하는데, '피하려 해도 피할 수 없는 순간' 또는 '실패가 허용되지 않는 매우 중요한 순간'을 의미한다. 이러한 의미에서 출발한 고객접점은 고객이 조직의 어떤 일면과 접촉하는 일로 비롯되며 조직의 서비스 품질에 관하여 어떤 인상을 얻을 수 있는 사건, 또는 접점으로 정의할 수 있는데, 스칸디나비아 항공의 사장으로 취임한 얀 칼슨이 1987년 'Moment of Truth'란 책을 펴낸 이후 급속히 MOT란 말이 보급되었다. 한마디로 고객과의 접점 순간 순간에 충실하고 진실한 모습을 보이도록 노력하는 자세, 이것이 고객접점의 가장 기본이고 시작이다.

2) 고객접점(MOT)의 중요성

고객은 다양한 접점, 모든 과정에서 서비스 및 기업을 평가하기 때문에 이러한 고객접점을 분석하여 MOT 사이클 전체를 고객의 시각에서 관리할 필요가 있다.

고객은 만족한 서비스보다 불만족한 서비스를 유난히 잘 기억하고 병원을 평가하는 데 중요한 잣대로 삼는 경향이 있다. 이는 100번의 고객접점에서 99번 만족시켰다 하더라도 한 번의 접점에서 불만족을 느끼면 고객의 종합 만족도는 0이 된다는 의미의 '100−1=0'이라는 서비스 공식이 적용된다.

치과위생사는 본인이 맡고 있는 각자의 위치에서 개인의 일만 잘하는 것이 아니라 전체적인 팀워크를 이루어나가는 것이 매우 중요하다는 것을 인식해야 할 것이다.

2 고객접점별 환자관리

병원에서의 고객접점이란 고객이 병원의 직원 또는 시설, 설비 등을 체험하는 접점(Moment of Truth)을 말한다. 여기에는 하드웨어적(hardware)인 것과 소프트웨어적(software)인 것, 휴먼웨어적(humanware)인 것, 세 가지 요소가 있다. 하드웨어적인 것으로는 병원인테리어, 장비, 주차시설, 간판 등을 꼽을 수 있고, 소프트웨어적인 것으로는 환자 안내시스템, 대기시간, 예약시스템, 이용의 편의성 등을 들 수 있다. 또 휴먼웨어적인 것으로는 전화응대, 접수안내, 검사, 수납 시 직원과 접촉하는 모든 시점들이 여기에 해당한다. 이 세 가지 요소 중에서 휴먼웨어적인 병원종사자의 응대 및 태도가 고객만족지수의 50~80%를 차지한다.

(1) 하드웨어적인 요소(Hardware)

고객이 직접 보면서 느끼고 접하는 공간으로 교통 및 주차시설, 병원시설, 의료장비 등이 포함되며, 구체적으로 다음과 같은 예를 들 수 있다.

- 병원의 위치는 대중교통을 이용할 경우 정류장 및 전철역 근처가 좋다.
- 집과 병원과의 거리는 적절해야 한다.
- 병원의 간판이 잘 보여야 한다.
- 장애인을 배려하는 시설이 갖추어져 있어야 한다.
- 병원에 들어가는 계단 및 엘리베이터 시설이 편리해야 한다.
- 주차장 시설이 준비되어 있어야 한다.

(2) 소프트웨어적인 요소(Software)

고객이 접하면서 직접 느끼는 전반적인 병원의 내부시스템으로 대기 환자의 운영 및 예약 서비스, 진료업무가 포함되며, 구체적으로 다음과 같은 예를 들 수 있다.

- 대기시간에 대한 안내와 그 시간을 잘 지켜야 한다.
- 진료예약제 및 야간진료 시스템을 고려해야 한다.
- 예약환자에 대하여 약속을 잘 이행해야 한다.
- 고객의 불만에 대하여 즉각적으로 적절하게 응대해야 한다.
- 병원에 들어갔을 때 청결해야 한다.
- 진료실에 들어갔을 때 체어 및 주변의 정리정돈이 잘 되어 있어야 한다.

(3) 휴먼웨어적인 요소(Humanware)

고객이 느끼는 병원 내부 직원들의 인적 서비스로 응대 태도 및 예절, 유니폼의 청결도와 위생개념 등이 포함되며, 구체적으로 다음과 같은 예를 들 수 있다.

- 고객이 질문할 경우 이해하기 편하게 정확하고 쉽게 설명해 주어야 한다.
- 고객을 가족 같은 마음으로 응대하며 전문가다운 자세로 임해야 한다.
- 치료를 두려워하는 고객에게 따뜻하고 친절한 자세로 대하며 이해하고 배려해야 한다.
- 특히 고령화 시대로 노인 환자가 증가하고 있는 추세이므로 노인 환자에게 각별한 관심을 가지고 친절하게 응대해야 한다.
- 불만이 있는 고객의 말을 경청하고 고객이 원하는 부분을 정확하게 인식하고 도와줄 수 있는 부분이 있다면, 적극적으로 도와주어야 한다.

3 병·의원의 MOT 설계 (그림 8-1)

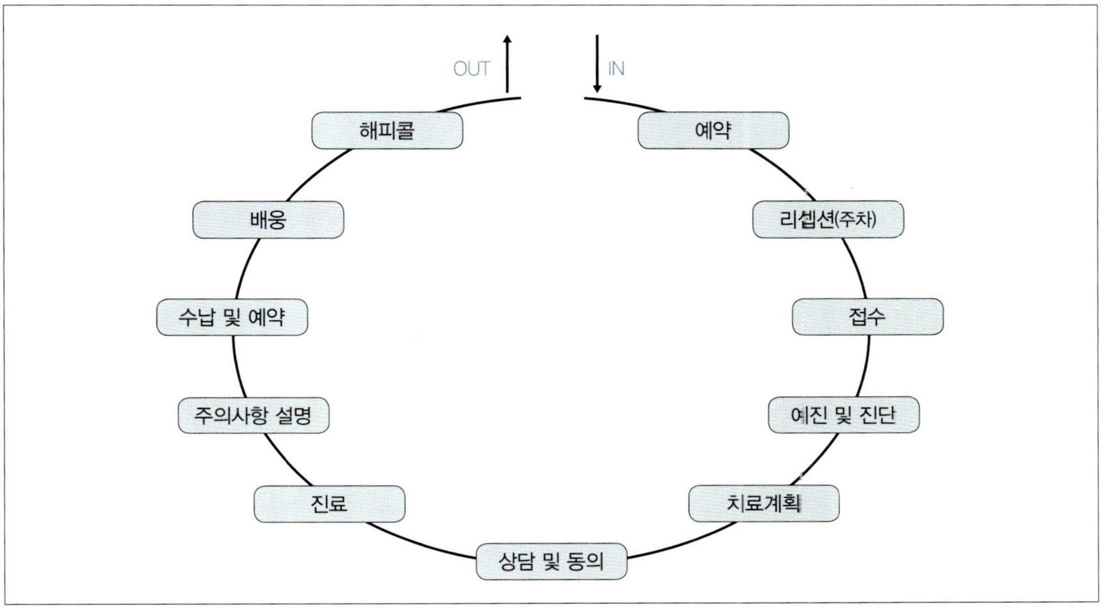

그림 8-1 **고객접점별(MOT) 설계 도표**

(1) 예약

고객과의 첫 접점으로 가장 중요한 부분이기도 하다. 일반적으로 전화예약이 대부분이기 때문에 정확하고 신속한 응대가 중요하다. 고객이 원하는 날짜와 시간대를 확인한 후 최대한 고객의 시간에 맞춰주는 것이 좋다. 예약이 완료된 후에는 다시 한 번 날짜와 시간을 확인한 후 찾아오는 길 및 주차시설에 대한 안내를 한 후 최종 멘트를 하고 종료한다.

(2) 리셉션

고객이 문을 열고 들어오는 순간 하던 일을 멈추고 눈을 마주치며 반갑게 맞이한다. 이때 예약한 환자인 경우 먼저 아는 척을 하면 고객만족지수는 한 단계 더 상승하는 효과가 있다.

(3) 접수

고객의 주요 호소 증상(chief complaint, C.C)를 정확하게 기입하고, 전신질환 및 현재 복용 중인 약 등에 관한 고객의 정보를 파악해야 하며, 과거병력 및 과거 치과경험 등을 확인하여 고객에 맞는 응대로 고객만족도를 상승시킬 수 있다.

(4) 예진 및 진단

본격적인 고객과의 라포형성(rapport building; 의사소통에서 상대방과 형성되는 친밀감 또는 신뢰관계) 시점으로 환자의 긴장을 풀어주는 말로 시작하여, 구강상태 파악, 문진표 작성, 시진, 촉진, 타진, X-ray 촬영 및 구강카메라 촬영을 하는 단계로 각각의 과정과 검사의 이유를 설명함으로써 환자의 긴장을 풀어주게 되면 환자의 만족도를 상승시킬 수 있다.

(5) 치료계획

정확한 임상적 검사결과로 진료계획을 수립한다. 이때 임상적인 원인과 현 상태, 앞으로의 치료계획을 간단히 치과의사가 직접 설명함으로써 환자의 신뢰감을 얻을 수 있다.

(6) 상담 및 동의

진단과 치료계획을 토대로 치과위생사(상담자)가 좀 더 쉬운 용어로 고객에게 다가가 전체적인 진료과정과 진료비용을 설명함으로써 고객이 진료를 결정하는 데 도움을 줄 수 있다.

(7) 진료

각 진료별 매뉴얼에 맞는 프로세스로 전문적이고 프로답게 환자진료에 임하되 진료단계별 선 설명을 함으로 환자의 긴장감을 낮춰주고, 진료의 이해도를 높여줄 수 있다. 마취나 수술과 같은 환자의 긴장도가 높은 진료를 할 때에는 가벼운 스킨십을 통해 환자의 긴장감을 낮춰줄 수 있으나, 환자의 성별이나 연령대에 맞는 응대가 필요하다.

(8) 주의사항 설명

의료진에게는 당연하다고 생각되는 것들이 고객들에게는 생소한 일일 수 있음을 기억하고 진료가 완료되었을 때 기계적인 주의사항 설명이 아니라, 각 환자에 맞게 주의사항을 전달하고 앞으로의 구강관리에 대한 것을 교육하도록 한다.

(9) 수납 및 예약

당일 어떠한 진료를 했는지 다시 한 번 환자에게 알리고 다음 진료의 필요성과 소요시간을 알린 후 예약을 도와준다. 예약이 완료된 후 보험진료와 비급여 진료에 대한 부분을 다시 한 번 고객에게 언급한 후 수납처리를 한다.

(10) 배웅

첫 인사 만큼이나 마지막 인사도 중요하다. 당일 진료에 대한 감사의 인사를 하고 고객이 병원 문을 닫고 나가는 모습까지 확인한 후 다른 볼일을 보도록 한다.

(11) 해피콜

예상치 못한 서비스는 항상 고객을 만족시킨다. 첫 진료 후 불편하거나 궁금한 사항을 유선상으로 다시 한 번 확인할 수 있는 중요한 접점으로 첫 방문 후의 해피콜은 고객이 그 병원에 대한 좋은 기억으로 간직하게 해준다.

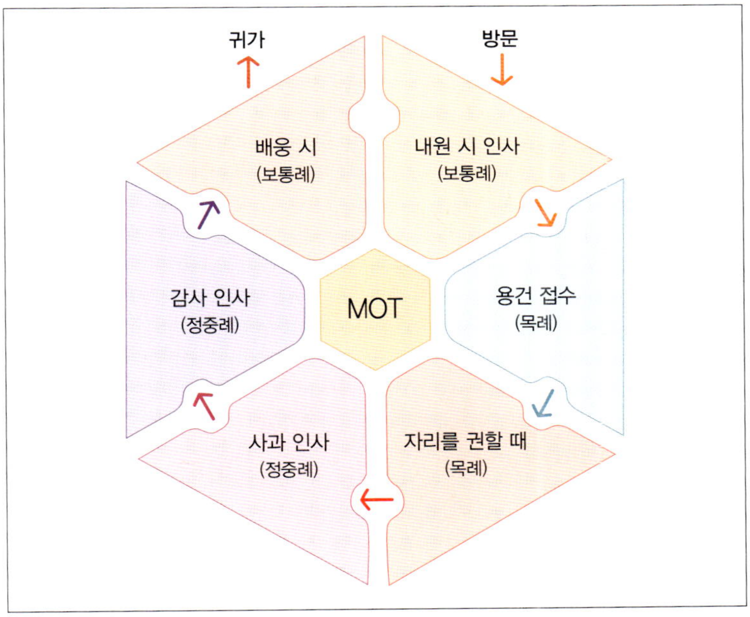

그림 8-2 MOT에 따른 인사법

Chapter 09

치과 고객관리

학습목표

1. 고객관계관리를 이해하고 실천할 수 있다.
2. 고객경험관리를 이해하고 사례를 나열할 수 있다.

Chapter 09 치과 고객관리

21세기를 디지털 혁명의 시대라고 부르고 있는 것처럼 우리의 생활방식, 정보기술, 지식, 제품, 서비스 등에서 많은 패러다임의 변화를 일으키고 있다. 이와 더불어 병원의 경영방식도 변모하고 있다.

21세기 병원들은 끊임없는 소통을 통해 고객의 이해와 요구를 반영해야 하며 여기에 부응하지 못하는 병원은 도태될 수밖에 없다. 고객들의 변화와 요구에 부응하기 위한 새로운 전략으로 고객관계관리(CRM)라는 개념이 부각되고 있다. 고객의 요구를 신속히 파악하고 그에 맞게 대응함으로써 기존 고객의 유지와 신규 고객의 유치 등 고객을 통해 병원의 경쟁력을 향상시키는 전략인 것이다.

1 고객관계관리(CRM) (그림 9-1)

1) 고객관계관리(CRM)의 정의

고객관계관리(Customer Relationship Management, CRM)란 기업이 고객과 관련된 내부 및 외부 자료를 분석 · 통합해 고객 중심 자원을 극대화하고 이를 토대로 고객 특성에 맞게 마케팅 활동을 계획, 지원, 평가하는 과정이다. 기존 마케팅이 단발적인 마케팅 전술이라면 고객관계관리는 고객과의 지속적인 관계를 유지하면서 '한 번 고객은 평생고객'이 될 수 있는 기회를 만들어 고객생애가치를 극대화하는 것이다.

고객관계관리는 요즘 기업에서뿐만 아니라 병원이나 학교, 식당 등 다양한 곳에도 적용되고 있는데 고객과 좋은 관계를 형성하고 관리하는 것이 매우 중요하다.

고객관계관리의 궁극적 목표는 가망 고객을 찾아내 그들에게 상품이나 서비스를 판매하고 한 번 구매한 고객들을 장기적으로 유지 및 육성하는 것이다.

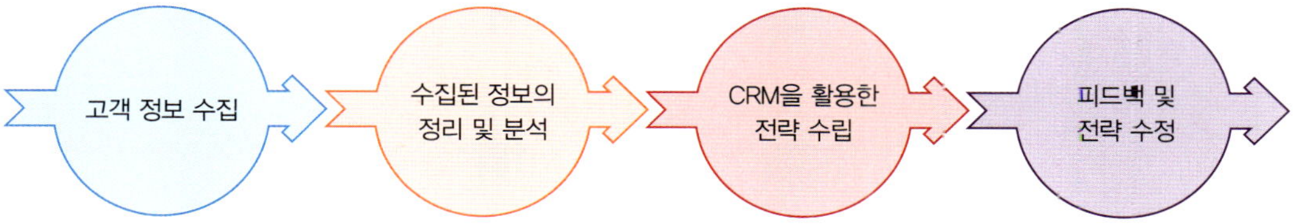

그림 9-1 **고객관계관리 과정**

● **고객생애가치**(Customer Lifetime Value, CLV)

한 고객이 평생 동안 회사에 기여하는 수익성을 현가로 나타낸 수치이다.

예) 유치 발치를 위해 내원한 환자와의 관계관리를 통해 충치치료 및 교정치료를 하고 계속관리를 통해 구강건강관리를 할 수 있다.

2) 고객관계관리(CRM)의 특징

① 고객 중심적인 경영방식이다.

② 시장점유율(market share)보다 고객점유율(customer share)에 비중을 둔다.

③ 제품판매보다 고객관계의 향상에 중점을 둔다.

④ 신규 고객의 획득보다 기존 고객의 유지에 중점을 둔다.

⑤ 일회적이고 단기적인 이윤보다 장기적이고 지속적인 이윤을 추구한다.

⑥ 통합된 고객정보를 실시간으로 접근할 수 있으며 다양한 분석이 가능하게 된다.

● **시장점유율**(market share)

일정 기간 전체 시장의 매출 가운데 자사 매출이 차지하는 비율로, 자사 상품이 고객에게 어느 정도 선택받는지가 나타난다.

● **고객점유율**(customer share)

일정 기간 동안 고객이 소비한 금액 가운데 자사 상품이 차지하는 비율로, 한 사람의 고객에게 자사 상품이 어느 정도 선택받았는지를 나타낸다.

3) 고객관계관리(CRM)의 장점

① 수익성이 증가된다.
② 운영비가 절감된다.
③ 구전 광고의 효과가 있다.
④ 직원의 만족도가 높아지고 이직률이 낮아진다.
⑤ 고객과의 좋은 관계로 새로운 사업을 구축하는 데 도움이 된다.

4) 치과병 · 의원에서의 고객관계관리(CRM) 사례

(1) 신규 환자의 내원경로 분석을 통한 고객관계관리

각 병원마다 사용하는 프로그램으로 고객 데이터를 분석할 수 있다(그림 9–2).

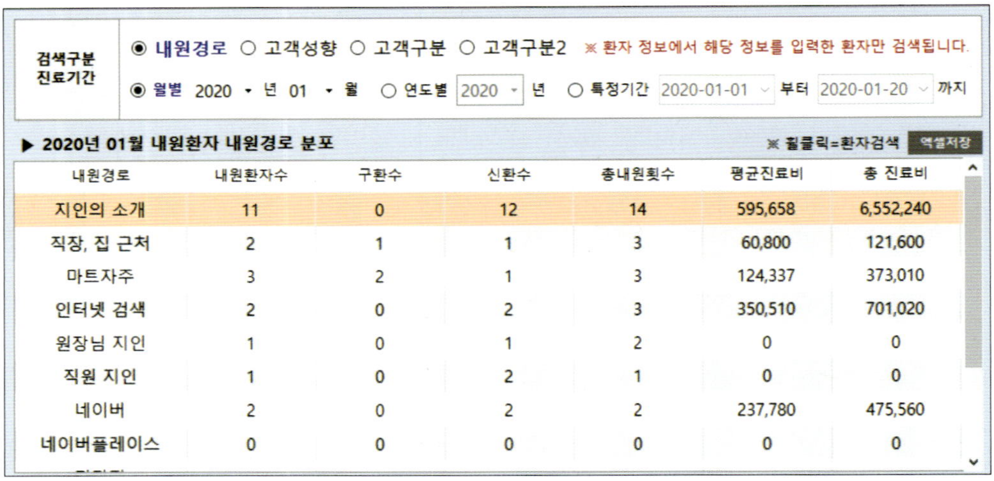

내원경로	내원환자수	구환수	신환수	총내원횟수	평균진료비	총 진료비
지인의 소개	11	0	12	14	595,658	6,552,240
직장, 집 근처	2	1	1	3	60,800	121,600
마트자주	3	2	1	3	124,337	373,010
인터넷 검색	2	0	2	3	350,510	701,020
원장님 지인	1	0	1	2	0	0
직원 지인	1	0	2	1	0	0
네이버	2	0	2	2	237,780	475,560
네이버플레이스	0	0	0	0	0	0

그림 9–2 **내원경로 파악 / 덴트웹 프로그램**

내원경로를 파악하는 것은 그 경로를 파악하여 우리 병원의 주된 고객층이 어떤 그룹군에 속하는지 알 수 있고 주된 고객층을 더 늘리기 위한 마케팅에 활용할 수도 있다.

① 소개로 내원한 환자 (그림 9–3, 9–4)

소개 환자가 많아야 지속적인 병원의 성장을 도모할 수 있다.
소개자를 파악하여 전화나 문자로 감사의 인사를 드리고 소정의 선물을 준비해도 좋다.
감사의 문자는 환자가 도착하여 진료실 들어간 후 즉시 하는 것이 좋다.

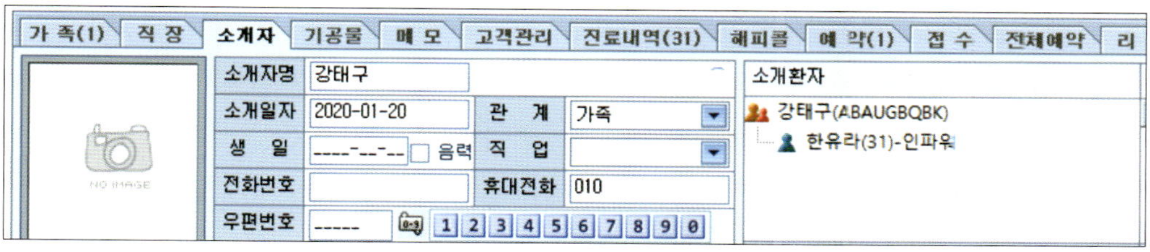

그림 9-3 소개 환자 관리 / 두번에 프로그램

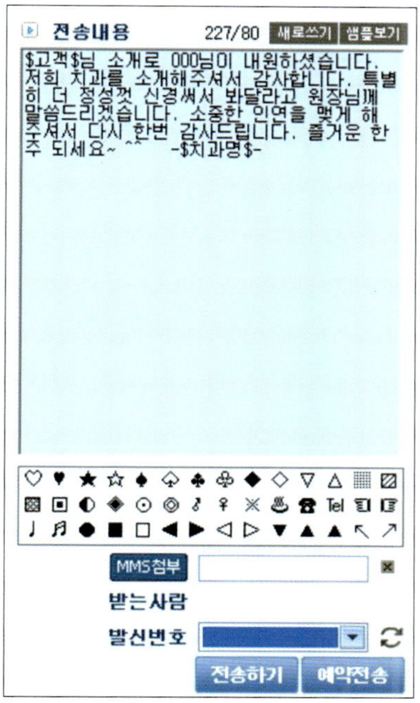

그림 9-4 소개 감사 인사 / 두번에 프로그램

② 소문을 듣고 내원한 환자

병원의 브랜딩과도 연결되어 있는 부분으로 어떤 소문을 들었는지 파악하는 것이 좋고 그에 맞게 강화할 부분은 강화해야 할 필요성이 있다.

예 치료를 잘한다는 소문 듣고 왔어요.
친절하다는 소문 듣고 왔어요.
깨끗하다는 소문 듣고 왔어요. 등

③ 인터넷을 보고 내원한 환자

최근 고객 유입의 큰 영향력을 미치고 있는 부분으로 외부적으로 보여지는 이미지(브랜딩)에도 신경을 써야 한다.

예 블로그, 인스타그램, 페이스북 등

④ 간판을 보고 내원한 환자

외부에 보여주는 이미지로 우리 병원만의 퍼스널 이미지가 잘 나타나 있어야 하며, 밖에서 보아 접점별로 확인하여 가려지는 것이 있는지 또는 잘 보이게 할 수 있는 방법 등이 있는지 점검해야 한다.

⑤ 집이나 직장 근처를 선호하여 내원한 환자

2017년 7월 17일에 실시된 엠브레인 트렌드모니터 결과 병원 선택 시 고려사항으로 58.5%가 집이나 직장에서의 거리를 중요하게 생각했다. 그만큼 주변지역 및 상권에 좋은 이미지로 기억되어야 하며, 특히 병원 주변 인물의 소개로 내원한 경우에는 관계 형성에 더욱 신경을 써야 한다.

(2) 진료항목별 고객관리

고객의 20%가 80%의 수익을 낸다는 파레토 법칙처럼 병원에서도 주된 수입 진료항목이 무엇인지, 주요 고객이 누구인지 파악해야 하며, 계속적인 관계를 유지하는 것이 중요하다(그림 9-5).

검색구분 진료기간	○ 내원경로 ○ 고객성향 ○ 고객구분 ◉ 고객구분2 ※ 환자 정보에서 해당 정보를 입력한 환자만 검색됩니다. ◉ 월별 2020 년 01 월 ○ 연도별 2020 년 ○ 특정기간 2020-01-01 부터 2020-01-20 까지

▶ 2020년 01월 내원환자 고객구분2 분포 ※ 힐클릭=환자검색 엑셀저장

내원경로	내원환자수	구환수	신환수	총내원횟수	평균진료비	총 진료비
Total case	1	0	1	2	116,090	116,090
임플란트 환자	1	0	1	1	0	0
교정환자	0	0	0	0	0	0
미입력	257	0	386	372	557,766	143,345,830
합계	**259**	**0**	**388**	**375**	-	**143,461,920**
평균	**65**	**0.00**	**97.00**	**93.75**	**168,464**	**35,865,480**

그림 9-5 진료항목별 환자관리 / 덴트웹 프로그램

● **파레토 법칙(Pareto's principle, Pareto's law)이란?**

파레토 법칙이라는 용어를 경영학에 처음으로 사용한 사람은 품질 경영 컨설턴트인 조지프 주란(Joseph Juran)이다. 주란은 "이탈리아 인구의 20%가 이탈리아 전체 부(富)의 80%를 가지고 있다"고 주장한 이탈리아의 경제학자 빌프레도 파레토(Vilfredo Pareto)의 이름에서 따왔다. 빌프레도 파레토는 1906년 이탈리아의 불균형적인 부(富)의 분배 탓에 20%의 인구가 80%의 부를 소유하고 있다는 것을 나타내는 수학 공식을 만들어 냈다. 이는 통계학에서 파레토 분포(Pareto distribution)라는 명칭으로 널리 사용되고 있는 확률 분포이다.

그 후 1940년대 말에 품질 경영의 선구자인 조지프 주란이 '치명적인 소수와 사소한 다수(vital few and trivial many)'라고 표현되는 '80 대 20 법칙(80/20 Rule)'을 기업 경영에 적용했고, 파레토 법칙이라고 명명하였다. 파레토 법칙은 20%의 소수는 매우 중요하며 80%의 다수는 사소하다는 것을 의미한다.

5) 고객관계관리(CRM)의 실천

고객관계관리(CRM)의 기본은 '목표설정 → 고객분석(데이터 수집) → 전략수립 → 실행'을 얼마나 잘하느냐 하는 것이다(표 9-1). 아무리 좋은 CRM 전략이 있다 해도 실행하지 않으면 아무 소용이 없다. 고객만족을 위해서는 구체적인 연습과 노력이 필요하다.

① 목표설정

구체적인 대상 및 접점별로 구현하고자 하는 CRM을 설정한다.

② 고객분석

고객의 정보를 한 곳에 모아 저장하고 그 저장한 데이터베이스를 이용하여 CRM 정보를 구축한다.

예 성별, 나이, 지역, 가족력, 병력, 치료시기, 치료형태 등

③ 전략수립

목표에 맞게 구체적으로 세분화하여 전략수립을 한다.

④ 실행

대상별 프로그램 개발 및 프로모션을 기획한다.

표 9-1 CRM 전략 예시

목표 설정	20대, 40대 스케일링 환자 늘리기
고객 분석	• 기존 고객 중 만 20세가 되는 환자 분석 • 기존 고객 중 만 40세가 되는 환자 분석 • 치주치료를 받고 정기검진을 하지 않는 환자 분석
전략 수립	① 담당자를 지정(○○○)하여 ○월 ○일까지 분석 ② 문자 발송 ③ 문자 받고 예약 전화를 한 환자는 되도록 빨리 예약을 잡아준다. ④ 스케일링(특별함을 느낄 수 있도록 영양크림 도포) 및 전체 구강검진 ⑤ 다른 치료로 연결 ⑥ 고객만족도 조사, 재방문 날짜 예약
실행	• 만 20세, 40세 환자가 내원하여 스케일링을 받을 시 스케일링과 함께 치아 영양크림 도포 • 고객만족도 조사 실행 → 향후 마케팅 전략수립

실천해 보기

고객관계관리를 설정하여 고객관계관리 프로세스에 맞게 실행해 보자.

목표설정	
고객분석	
전략수립	
실행	

2 고객경험관리(CEM)

1) 고객경험관리(CEM)의 정의

고객경험관리(Customer Experience Management, CEM)는 기업의 제품과 서비스에 대하여 고객들의 경험을 토대로 내부적으로 기업의 경영 형태를 유도하는 고객관계관리(CRM)의 전략이라고 볼 수 있다.

고객경험관리(CEM)는 고객관계관리(CRM)의 고객 중심 입장에서 고객의 경험에 좀 더 중점을 두어 구체적인 서비스를 제공하는 데 의미를 두고 있다.

고객경험관리의 궁극적 목표는 기업의 모든 고객접점에서 고객이 긍정적 경험(good experience)을 느끼도록 관리하는 것이다.

2) 고객경험관리(CEM)의 5단계 전략 (그림 9–6)

① **1단계** : 고객의 경험 환경 분석

② **2단계** : 고객의 경험적 기반 확립

③ **3단계** : 제품 로고나 광고와 같은 다양한 매체에서 통일된 메시지가 전달될 수 있도록 디자인 설계

④ **4단계** : 일관성 있는 고객 경험 제공을 위해 다양한 상황에서의 고객 인터페이스를 설계

⑤ **5단계** : 끊임없는 혁신

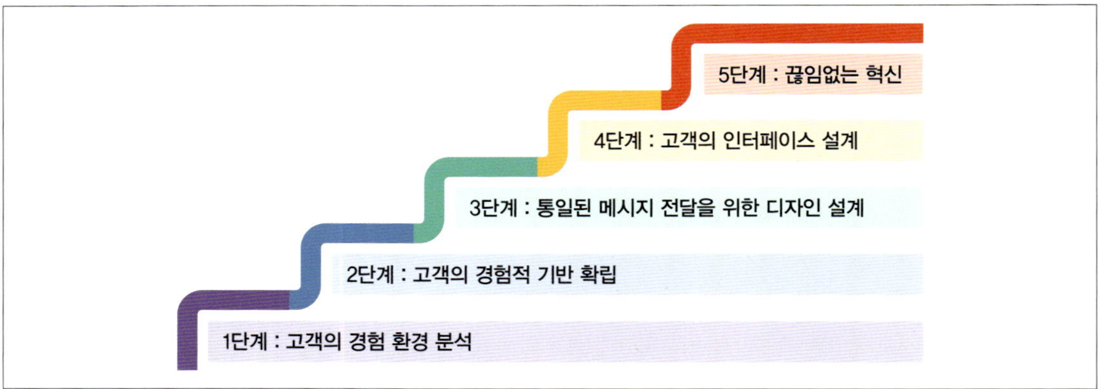

그림 9–6 CEM의 5단계 전략

3) 치과병 · 의원에서의 고객경험관리(CEM)

치과병 · 의원에서 그림 9-7과 같은 흐름으로 고객경험관리를 실천한다면 병원의 수익창출에 큰 도움이 될 것이다.

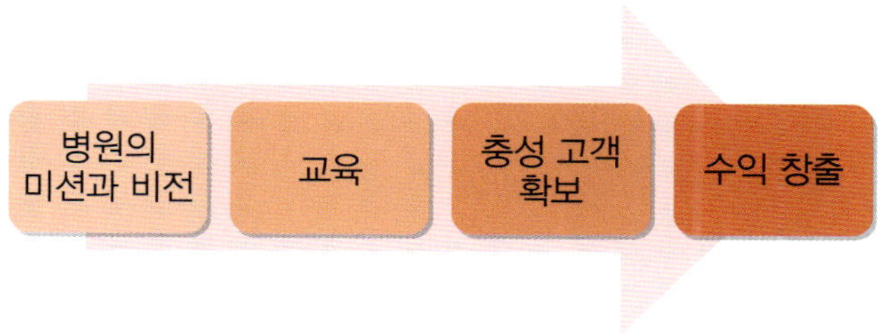

그림 9-7 치과병 · 의원에서의 CEM

(1) 병원의 미션(Mission)과 비전(Vision)

병원의 미션과 비전을 중심으로 모든 접점별 고객경험관리는 시작된다.

(2) 교육

고객접점별 마이너스 요인을 찾아 빨리 해결할 수 있는 부분을 찾아내어 개선방안을 마련하고 교육한다.

(3) 충성 고객 확보

병원을 이용하는 고객(환자)을 분류하면 표 9-2와 같으며, 이 중에서 고객경험관리가 좋았던 환자는 충성 고객이 되어 소개 환자를 창출하고 바이럴 마케팅(viral marketing)의 주된 역할을 하게 된다.

● **바이럴 마케팅(Viral Marketing)**

블로그나 카페 등을 통해 소비자들에게 자연스럽게 정보를 제공하여 기업의 신뢰도 및 인지도를 상승시키고 구매욕구를 자극시키는 마케팅 방식이다. 컴퓨터 바이러스처럼 빠르게 확산된다고 해서 바이럴 마케팅 혹은 바이러스 마케팅이라고 부르기도 한다.

표 9-2 고객(환자)의 분류

분류	대상
잠재 고객	해당 병원에 내원하지 않은 사람들 중에 해당 병원의 고객이 될 수 있는 잠재력을 가지고 있는 고객
가망 고객	잠재 고객이 해당 병원에 신규로 내원하여 실명 및 주민등록번호 정보가 확보되어 관리되고 있는 고객
일반 고객	해당 병원에 내원하여 1회 이상 검진 경험이 있는 고객
단골 고객	해당 병원에 내원하여 1회 이상 검진하고 계속관리를 하는 고객
충성 고객	본인의 진료 외에 소개 및 자발적 홍보를 하는 고객
이탈 고객	고객 등록 후 더 이상 해당 병원에 내원하지 않는 고객

(4) 수익창출

치과병 · 의원에서 추구하는 미션과 비전을 바탕으로 고객경험관리에 집중하게 되었을 때 충성고객의 수가 늘고 그로 인한 수익 창출은 자연스럽게 따라오게 된다(그림 9-8).

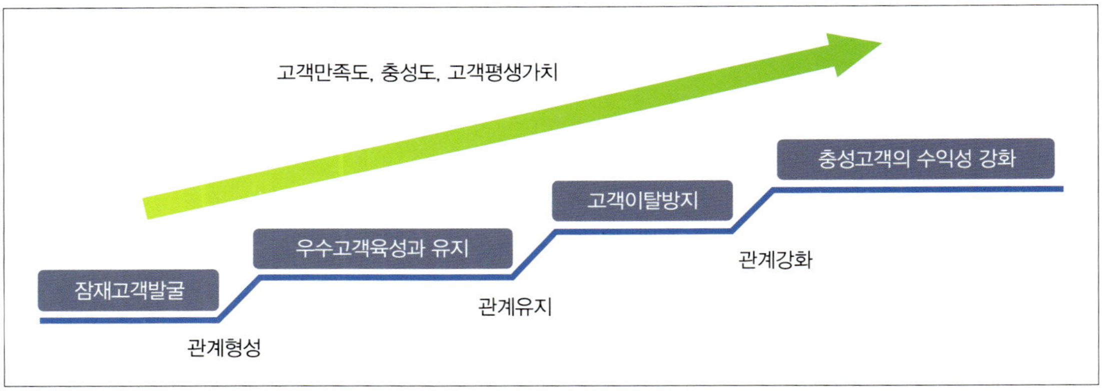

그림 9-8 단계별 고객관계관리

4) 치과병 · 의원에서의 고객경험관리(CEM) 사례

고객경험관리는 결국 환자가 병원에 도착하기 전의 접점에서부터 진료를 받고 나가서 해피콜을 받는 순간까지의 경험을 관리하는 것이다.

(1) 고객경험 사이클 5단계 예시

① 홈페이지 방문 및 전화예약

스마트폰의 대중화로 병원을 방문하기 전 홈페이지나 검색창을 활용하여 가고자 하는 병원을 검색했을 때의 정보를 통해 1차적으로 그 병원을 경험하고, 만족했을 때 전화상담 및 예약을 하게 된다. 이때 전화상담 및 예약 시 응대자의 의사소통능력 및 빠르고 정확한 응대를 경험했을 때 2차적으로 고객은 만족하게 된다.

[예시]

- **전화상담 시**

  (본인의 소속과 직함 및 이름을 밝히고 상담을 시작한다)

  "감사합니다. ○○○치과 치과위생사 ○○○입니다. 무엇을 도와드릴까요?"

- **예약 시**

  "특별히 원하시는 날짜와 시간대가 있으신가요? 말씀해 주시면 최대한 맞춰 드리도록 하겠습니다."

- **예약 완료 및 복창**

  "○월 ○일 ○요일 ○○시 ○○분에 예약되었습니다. 예약일 하루 전에 다시 안내문자 보내드리겠습니다."

- **전화 종료 시**

  "혹시 더 궁금하신 사항은 없으신가요?"

  "네, 감사합니다. 상담자 ○○○ 이었습니다. 예약일에 뵙도록 하겠습니다."

② 리셉션

이미 홈페이지와 전화로 고객경험을 하게 되지만 아무래도 병원의 첫인상을 결정짓는 것은 접수 창구이다. 고객을 반갑게 맞이하고 이름을 불러주는 것은 기본이며, 기대 이상의 경험을 제공해 주도록 한다(그림 9-9).

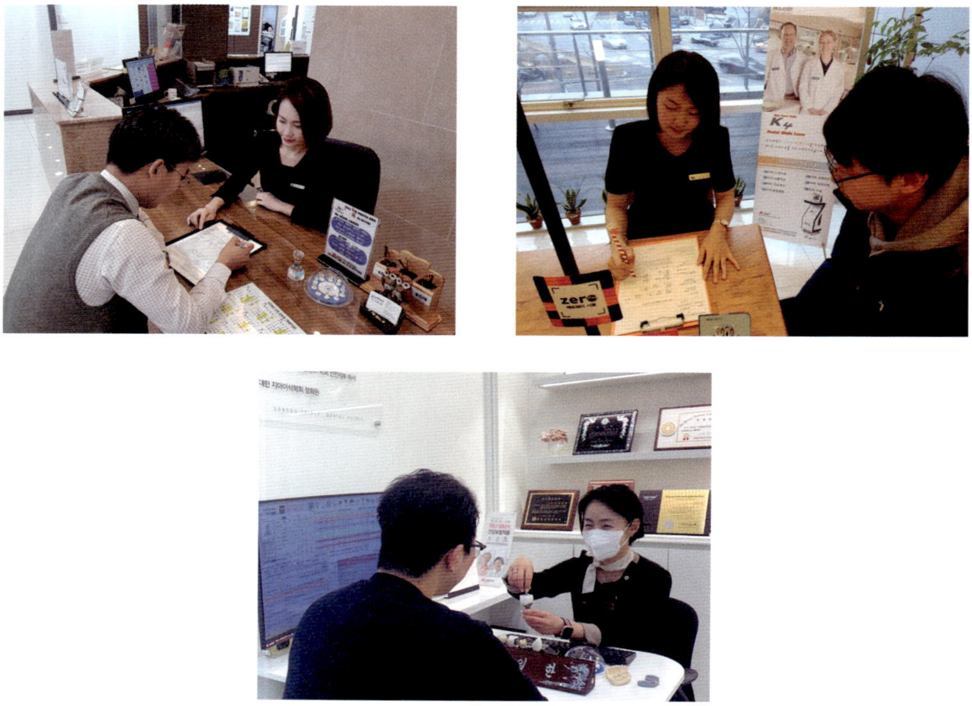

그림 9-9 **치과위생사의 리셉션 업무**

[예시]

접수 시 치과위생사(코디네이터)는 환자의 눈높이에 맞춰 접수를 도와주거나 상황에 따라 곁으로 다가가서 의자에 앉아 주요 호소 증상(C.C)과 치과치료에 대한 공포심은 없는지, 어떤 기대를 갖고 병원을 찾았는지 등을 파악한다.

"안녕하십니까. 접수를 도와드릴 치과위생사(코디네이터) ○○○입니다."
"안전하고 정확한 진료를 위하여 몇 가지 여쭤보도록 하겠습니다."

"감사합니다. 진료 보시기 전까지 대기시간이 ○○ 정도 소요될 예정입니다. 기다리시는 동안 ~쪽에 커피와 차가 준비되어 있으니 드시면서 잠시 대기해주세요."

③ 진료대기

접수단계에서 대기시간을 언급했기 때문에 되도록 시간을 지켜야 한다.

[예시]

예전에는 대기실에 잡지나 노트북으로 대기시간을 활용하도록 하였으나 최근에는 스마트 폰의 대중화로 잡지나 노트북은 대기실에서 없어지는 추세이고, 대신 스마트폰 멀티충전기가 배치되어 있으며, 무료 와이파이를 제공하고 있다. 또한 아직 대형 TV는 병원의 진료시스템이나 질병 정보를 전달하는 수단으로 쓰이고 있으며, 최근에는 원장과 직원들의 유튜버 활동으로 간접 홍보를 하기도 한다.

대기시간이 예상시간보다 길어질 경우는 놓치지 말고 다시 한 번 길어지는 이유와 함께 예상 대기시간을 전달한다.

"죄송합니다. 앞의 환자분 수술이 좀 길어지는 상황이라 10분 정도 대기시간이 길어질 것 같습니다. 수술이 끝나는 대로 최대한 빨리 모시겠습니다."

④ 진료

청결과 감염관리와 환자의 공포도 등을 고려하여 환자유형별 기구 세팅을 하기도 한다.

[예시 1]

청결을 우선시하는 환자인 경우 환자가 체어에 앉은 다음 환자가 보는 앞에서 포장된 기구를 개봉한다. 그러나 겁이 많은 환자는 체어에 앉은 후 진료 시작 전 얼굴에 소공포를 덮은 후에 기구를 트레이에 올려놓고, 진료 완료 후 환자가 보기 전에 기구를 정리한다.

[예시 2]

겁이 많거나 의심이 많은 환자의 경우는 사전설명 및 동의를 구하고 진료를 시작한다.

"지금부터 치석제거를 시작하도록 하겠습니다. (거울을 보여주며) 지금 ~곳은 치석이 많이 두껍게 쌓여있어 제거하는 동안 다소 시리고 아플 수 있습니다. 또한 제거 후에도 시리고 이 사이가 벌어진 느낌이 들 수도 있습니다. 최대한 덜 아프게 진행해 드리겠습니다. 혹시 많이 불편하시거나 양치하고 싶으시면 왼손을 들어 주십시오."

모든 치료가 종결되면 '치과종결 보고'를 통해 최종 상담 후 구강관리를 위한 간단한 선물(칫솔 세트)을 증정함으로써 고객만족도를 높인다(그림 9-10).

0000치과에서 치료 받으신 000 님 수고하셨습니다.

000치과의 의료진들은

환자분의 잇몸, 충치, 부정교합, 그리고 구강악습관에 대한 관심을 갖습니다.

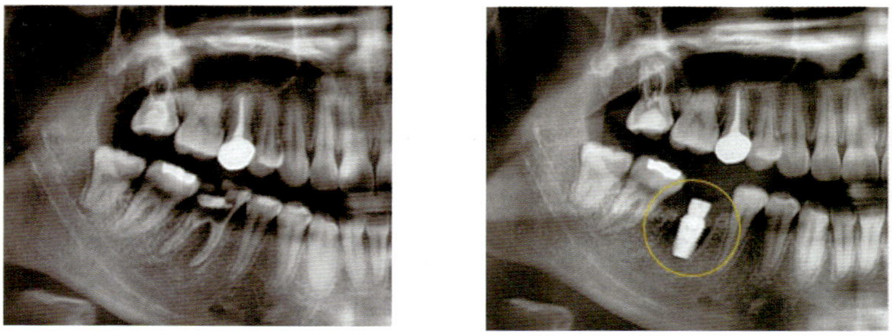

그림 9-10 **치과종결 보고**

⑤ 수납 및 귀가

치료 후의 통증 정도, 사후관리도 최종적으로 고객만족을 결정하는 중요한 요소이므로 고객경험관리가 필요하다.

[예시 1]

최근에는 갑자기 비가 오면 환자들에게 우산을 빌려주고, 비를 맞고 내원하는 환자들을 위해 수건을 준비하는 병원들도 증가하고 있으며, 임플란트 수술을 한 환자에게 죽을 제공하는 병원도 늘고 있다. 이때 가장 중요한 것은 고객의 불편을 해결해 주려는 병원의 진심이 전달되어야 한다.

[예시 2]

수술 및 첫 방문 환자에게 해피콜을 하는 경우에는 진료 시 그 환자를 전담했던 직원이 하도록 한다. 그 환자의 상태를 가장 잘 알기 때문이다.

"안녕하세요? ○○○님. 오늘 원장님께서 수술하실 때 함께 참여했던 치과위생사 ○○○입니다. 협조를 잘 해주셔서 수술이 성공적으로 잘 되었기 때문에 크게 걱정은 하지 않습니다만, 혹시 통증이나 불편함이 없으신지 염려되어 연락드렸습니다."

이 밖에도 최근에는 각종 SNS 채널로 실시간 고객상담을 하면서 고객경험관리에 신경을 쓰고 있는 것이 현실이다.

❖ 생각해 보기

내가 최근 경험한 카페, 식당, 미용실, 옷가게 등에서 감동하거나 만족했던 접점이 있다면 그 중에서 추후 치과에서 벤치마킹해도 될 만한 경험을 적어보자.

Chapter 10

환자상담과 의사소통

학습목표

1. 상담 시 상담자의 자세를 설명할 수 있다.
2. 환자상담 시 체결화법을 통해 간단한 상담을 할 수 있다.
3. 의사소통의 유형을 설명할 수 있다.

Chapter 10 환자상담과 의사소통

1 환자상담

1) 상담의 개념

(1) 상담의 의의

상담(counseling)이란 도움을 필요로 하는 비전문가가 전문가와 대면하여 해결하고자 하는 문제를 의뢰하고 전문가로부터 전문적인 정보를 제공받아 비전문가가 문제를 해결하는 데 도움을 주는 과정이다.

(2) 상담의 기본원리

상담자의 고정관념이나 주관적인 가치판단 기준에 의해 고객을 판단하지 않도록 개별화해야 하고, 고객에게 자유롭게 의도적인 감정표현을 할 수 있도록 온화한 분위기를 조성해야 한다.

고객의 반응에 적절한 대응책 마련과 적극적인 자세 및 통제된 정서가 요구되며, 고객의 인격을 존중하는 수용의 의사가 분명해야 하고, 고객 스스로 진료를 선택할 수 있는 자기결정을 기본원리로 해야 한다.

(3) 상담의 기능

환자에게 진료과정을 상세하게 설명하는 데 도움이 되어 의사소통의 기능이 향상되고, 환자 자신의 문제에 대한 감정적 긴장 상태를 완화시키거나 사고의 전환을 가져올 수 있다.

(4) 효과적인 상담기술

환자와 상담을 할 때는 잘 정돈된 편안한 분위기를 조성해야 하고, 가급적이면 독립된 공간의 상담실에서 상담을 하도록 한다.

정확한 발음과 목소리의 크기가 너무 작지 않게, 적절한 속도로 대화하며, 몸을 앞으로 살짝 기울여 관심을 표현하며 열린 질문으로 환자가 먼저 말할 수 있도록 기회를 준다. 이때 질문에 대한 답을 상세히 기록하고 이름을 기억하여 불러주면 환자가 친근감을 느낀다.

효과적인 상담을 위해서는 공감과 경청이 가장 중요하며 환자의 말에 공감하려면 다음과 같은 자세가 필요하다.

① 환자의 견해를 이해한다.
② 환자의 생각, 감정, 행동에서 긍정적인 의도를 찾는다.
③ 상담자가 이해하고 있음을 환자에게 전달한다.

2) 상담 시 효과적인 요소

① Ethos : 신뢰감과 호감을 느끼게 하는 것이 가장 설득력이 높다(인간적 측면 60%).
② Pathos : 공감과 경청, 유머, 연민이 두 번째로 설득력이 높다(감정적 측면 30%).
③ Logos : 논리적 근거를 제시하는 것이 세 번째로 설득력이 높다(이성적 측면 10%).

3) 상담 시 상담자의 자세

① 눈

- 눈과 이마가 보여야 한다.
- 환자와 눈높이를 같게 해야 한다.
- 부드러운 시선처리를 해야 한다.
- 눈을 깜빡거리거나 동공을 돌리지 말아야 한다.

② 귀

- 상대방의 말에 경청을 한다.

③ 입

- 삐뚤어지지 않게 바르게 한다.
- 정확한 발음을 구사해야 한다.
- 과장된 미소는 삼가야 한다.
- 손으로 입을 가리지 말아야 한다.
- 입 냄새가 나지 않도록 관리해야 한다.

④ 자세

상반신을 앞으로 10~20도 기울여 적극적인 자세를 취한다(엉덩이는 의자에 붙이고 등은 떼며 무릎은 붙이고 직각에 가깝게 함).

4) 상담실의 내부 환경

환자가 방문하기 전 준비가 모든 결과를 좌우할 정도로 상담 전 준비는 매우 중요하다. 모든 상담의 성공 여부는 고객을 만나기 전에 90% 이상 이미 결정된다고 해도 과언이 아니다.

① 공간 (그림 10-1)

- 가능한 독립된 공간이 좋으며 신뢰성 있고 편안한 분위기를 조성한다.
- 각진 테이블보다는 원형테이블을 추천한다.
- 환자와의 거리는 43~120cm 정도를 유지한다.

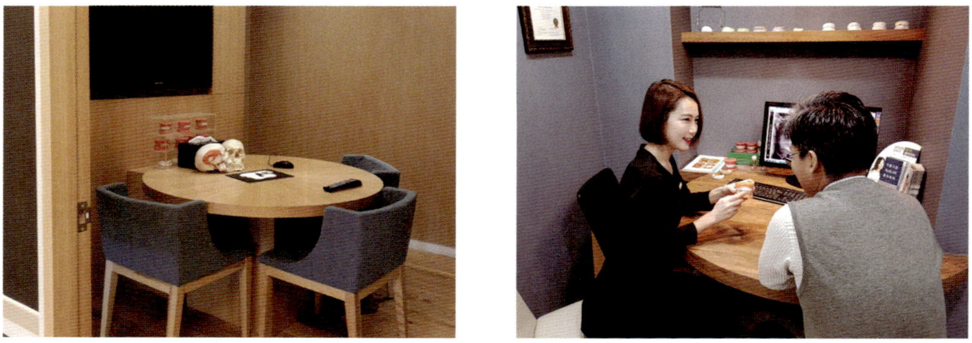

그림 10-1 상담실의 내부 환경

② 도구

병원소개 자료와 의사소개 파일 및 진료항목을 설명할 수 있는 책자 등 환자의 이해를 돕기 위한 시각적 자료나 모형, 컴퓨터, 브로셔 등을 준비한다.

③ 기타

- 메모 도구, 다이어리, 거울, 티슈, 다양한 자료 등을 준비한다.
- 잔잔한 음악과 은은한 향기가 날 수 있는 디퓨저를 준비하면 좋다.

5) 환자심리에 대한 이해

(1) 불안증과 공포감

치과에서 가장 크게 느끼는 심리적 고통이며, 치과진료를 연기하거나 거부하는 상황을 만들기도 한다.

(2) 불안증과 공포감의 요인

① **외상성 경험** : 국소마취, 스케일링, 핸드피스 소리
② **대리학습** : 친구, 부모, 형제, 매체를 통해 느끼는 불안 공포
③ **예비소인** : 거미, 뱀처럼 선천적으로 구강진료에 대한 불안
④ **성격** : 치료에 대한 부정적 반응이 심리적 배경이나 특정한 이면에 존재

(3) 불안증과 공포감의 최소화

환자들의 불안증과 공포감을 최소화하기 위해 편안한 대기실과 진료실 분위기를 만들며 의료진은 편안한 태도와 안정적인 억양 및 편한 말투로 환자를 대한다.

6) 환자상담 시 지켜야 할 수칙

환자와 상담을 할 때는 항상 경청하고 수용하며 환자를 안심시키고 환자의 문제를 명확하게 파악하여 명료한 설명을 하고 환자의 의견을 존중하도록 노력한다.

① 환자의 눈을 바라보면서 환자의 말을 경청한다.
② 상담 중에 긍정적인 응대 매너를 보여 동기부여가 되도록 한다.

③ 환자에게 치과 전문용어를 남용하지 않도록 주의한다.
④ 환자에게 신뢰할 수 있는 전문가적인 이미지를 보인다.
⑤ 환자에게 진료의 내용과 순서를 명확하게 설명한다.
⑥ 상담 시 가벼운 대화로 분위기를 편안하고 부드럽게 만든다.
⑦ 진료계획이 변경될 경우에는 상세한 설명과 함께 방사선 사진 및 자료를 보여주면서 충분히 이해시킨 후 동의를 구한다.

MEMO

● 환자 상담 시 주의사항

- 전문용어의 사용에 주의한다.
- 예약시간을 유용하게 조정한다.
- 치료계획 시 환자의 참여를 유도한다.
- 정당한 진료비에 대해 당당한 청구 자세를 갖는다.
- 비용 문제를 확실하게 해둔다.
- 질문을 유도하고 짧은 문장을 사용한다.
- 진료 차트에 반드시 상담 내용을 기록한다.

7) 환자상담 시 단계별 체크리스트

상담을 하는 사람은 환자의 반응을 미리 예상할 수 있어야 하며, 상황에 따라 환자에게 대안을 제시해 줄 수 있는 안목이 있어야 한다. 따라서 다음과 같은 단계별 체크리스트를 설정하여 상담을 진행하는 것이 좋다.

- **1단계** : 환자의 현재 상태를 우선적으로 상세하게 설명한다.
- **2단계** : 환자의 좋지 않은 현재 상태를 방치할 경우 발생 가능한 예후에 대하여 미리 설명한다.
- **3단계** : 환자에게 적절하고 효과적인 치료를 권장하고 환자가 동의하여 진행될 수 있도록 설명한다.
- **4단계** : 환자에게 맞는 적정한 치료비를 설정하여 환자가 비용에 부담을 느끼지 않도록 한다.
- **5단계** : 환자가 치료를 거부할 경우에는 우선적으로 빨리 진행해야 하는 치료 및 간단한 치료 등 단계별로 치료에 동의할 수 있도록 설명한다.

8) 환자상담 시 체결화법

- **추천 승낙법** : 진료 종류의 선택을 못할 때 추천하고 밀고 나가도록 한다.
- **양자 택일법** : 진료의 종류가 다양할 때 선택의 폭을 좁히도록 한다.
- **이익 지적법** : 진료의 장점에 대하여 꼼꼼하게 점검해 나가도록 한다.
- **손해 암시법** : 증상이 악화될 상태를 암시해 주면서 동의를 얻어내도록 한다.

치료비용을 다른 지출과 비교함으로써 가치적인 부분을 중요시 여기도록 한다.
마지막으로 환자에게 이득이 되는 부분과 장점을 모두 제시함으로써 진료의 선택을 돕는다.

실습해 보기

다음 시트지를 이용하여 상호 실습을 해보자.

	20대 여성 환자 Dx. 하악 제 1대구치 C2 Plan. Resin or inlay
추천 승낙법	
양자 택일법	
이익 지적법	
손해 암시법	

9) 각 상황별 상담 요령

(1) 신규 환자 상담

① 환자의 이름을 불러주며 관심을 표현하고 환대한다.
② 편안한 분위기로 응대해주며 말할 수 있는 기회를 준다.
③ 환자 질문에 즉시 답하고, 고객 스스로 문제점을 알 수 있도록 한다(구강카메라를 활용하면 환자가 이해하는 데 도움을 줄 수 있다).
④ 상담시간은 30분을 초과 하지 않게 하고 이후 필요한 사항은 별도로 설명한다.
⑤ 고객이 원하는 급한 진료를 우선적으로 시행한다.
⑥ 다음의 내원 약속을 할 때는 반드시 진료 내용과 소요되는 시간 및 비용을 미리 알려준다.

(2) 진료 상담

① 진료 전 상담

- 환자와 눈을 맞춘다.
- 환자의 이야기에 집중하여 환자의 요구사항을 구체적으로 파악하는 것이 중요하다.
- 다양한 진료 매뉴얼을 제시하면서 상담한다.
- 상담에 대한 고객의 만족도를 확인하는 것이 좋다.

② 진료 중 상담

- 이름을 기억하고 응대한다.
- 고객이 말할 수 있는 기회를 유도한다(기대치 파악과 만족도 파악).
- 공손하고 세련된 언어를 사용하여 전문가의 이미지로 응대한다.
- 진료 및 검사 중에 있을 수 있는 증세나 이상 증세 등 임상적인 경험을 설명하면서 상담하면 동의 확률이 상승된다.

④ 진료 후 상담

- 진료 후 진료실에서 환자가 나갈 때의 대화도 중요하다. 진료에 협조해 주어 감사하다는 표현을 한다.
- 주의사항을 전달하고 재확인한다.
- 환자로 하여금 자신이 받은 진료에 대해 안심할 수 있도록 의료진에 대한 신뢰감을 갖게 해준다.

진료 후 상담의 목적은 고객 스스로 느끼지 못하는 좋아진 사항들을 알게 해주며 고객의 불만을 내부에서 흡수하여 병원 밖에서 발설하게 될 것을 막아준다.

또한 환자에게 감사받는 즐거움도 느끼는 기회가 되며 다른 고객을 소개해 달라고 자연스럽게 요청하는 분위기도 전달될 수 있다.

(3) 사전동의 동의율을 높이는 상담

① Quality를 강조한다.

- 이상적인 치료 계획을 가장 먼저 설명한다.
- 두 가지 이상의 방법을 제시하여 설명할 경우 치료비의 차이보다는 질(quality)의 차이를 강조한다.
- 치료로부터 얻어지는 편익에 초점을 맞춘다.
- 치료 계획서를 작성하여 제공한다.
- 주변 경쟁 병원의 진료 특성을 분석한 후 우리 병원만의 강점을 설명한다.

② 시각적인 자료를 활용한다.

- 우리병원의 case로 직접 만드는 것이 가장 좋은 방법이다. 하지만 그렇지 못할 경우 시중에 나와 있는 책자나 모형물을 사용한다.
- 상담실에서는 view-box(컴퓨터) 활용을 추천한다.
- 병원에 대한 소개 자료, 의사 소개 파일, 진료 브로셔 및 진료 사례집 등을 미리 준비하여 활용한다.

③ 환자를 이해한다.

- 환자가 아닌 인격체로 이해한다.
- 환자의 긴장감을 풀어주고 라포(rapport)를 형성한다.
- 환자가 무엇을 원하는지, 다른 병원에서 얻지 못한 것이 무엇인지 분석한다.
- 진료를 통한 회복의 이미지를 전달한다.
- 환자의 개인적인 특성에 맞게 계속적인 관리가 이루어지도록 한다.

④ 환자의 참여를 유도한다.

- 환자의 뜻을 존중하는 태도를 보이며 환자의 협조를 부탁한다.
- 질문을 통하여 쌍방향 커뮤니케이션을 유도한다.

⑤ 진료차트에 상담 내용을 정확하고 자세하게 기록한다.

- 상담 차트에 고객관계관리를 위한 고객의 성격특성, 외형특성, 진료특성, 경제적 상황, 가족관계 등에 대한 정보를 기재한 후 응대 시 참고한다.
- 상담자는 상담 내용을 정확하고 자세하게 기록하여 구성원과 공유하고, 구성원들이 같은 설명, 반복된 질문을 하지 않도록 한다.
- 의료사고를 대비한 항목을 정리하여 반드시 고객의 서명을 받아 둔다.

(4) 진료비 상담

진료비에 대한 설명 전에 진료가 이루어지는 과정을 설명한다.

진료비가 비싸다는 것은 고객이 진료의 가치를 인정하지 못할 때 나타나그로 의료상품의 가치를 인정하도록 설명한다. 진료비에 대한 가치를 충분히 이해시킬 수 있도록 구두로만 설명하지 않고 상세한 비용 내역서를 작성하여 설명한다.

- 친밀감을 조성하기 위해 가벼운 대화로 스토리를 형성한다.
- 환자의 의료지식을 확인하여 상담 시 참고한다(Dental IQ를 참고).
- 감정 이입으로 원활한 커뮤니케이션을 조성한다.
- 진료 전에 진료비용 내역에 대해 설명하고 확인 후 시작한다(정확한 비용, 할인혜택, 치료의 변동 가능성, 비용 추가 가능성 등을 메모해 둠).
- 진료비용에 대한 환자의 저항력에 따른 대처와 준비가 필요하므로 환자를 납득시킬 수 있는 자료의 확보가 중요하다.

2 의사소통

의사소통(communication)이란 사람과 사람 사이에서 생각이나 느낌 등의 정보를 서로 주고받는 것으로 말이나 글, 그 밖의 소리, 표정, 몸짓으로 소통하는 것을 의미한다.

사람과 사람의 진정한 만남은 대화로 시작되고 대화로 완성된다고 한다. 대화는 인격의 교류이며 상대방을 이해하고 공감하려는 마음가짐과 친근감으로 예의를 가지고 표현할 수 있어야 한다.

소통의 수단에 영향을 미치는 것은 언어적 요소와 비언어적 요소가 있는데 언어적 요소는 말하고 듣는 것을 말하고, 비언어적 요소는 표정 및 시선(eye contact), 몸짓언어(body language)를 말한다.

상황에 따라서 언어적 요소와 비언어적 요소를 섞어서 잘 적용하면 원활한 소통관계를 형성하는 데 도움이 될 것이다.

1) 의사소통의 중요성

인간은 다른 사람과 더불어 살아가는 사회적 동물로서 공동체의 일원으로 살아가기 위한 필수적인 요소가 의사소통(communication)이다.

의사소통(communication)이란 라틴어 '*communis*'를 어원으로 하며, 하나 또는 그 이상의 유기체 간에 서로 상징을 통해 의미를 주고받는 '공통', '공유'의 의미로 구성원 간에 상호작용을 촉진시켜주는 중요한 매개체이며 인적 사회시스템을 구성하는 기본요소이다.

2) 의사소통의 유형

(1) 언어적 의사소통

언어를 통해 가족, 친구, 연인, 직장동료 간의 수많은 인간관계를 만들고 서로 공통의 의미를 갖는 현상은 곧 우리의 삶이다. 따라서 언어적 사회화 과정을 통해서 의사소통의 기본 원리와 특정 상황에 적절한 행동규범과 규칙을 배우고 자신의 목적을 달성하고 원하는 바를 전달하는 방식을 배우게 된다.

① 직접 화법과 간접 화법
② 정교 화법과 간결 화법
③ 개인 중심 화법과 상황 중심 화법
④ 도구적 화법과 정서적 화법

(2) 비언어적 의사소통

언어가 의사소통의 수단이기는 하지만 언어만으로 의미의 전달이 이루어지지 않는다. 비언어적 요소에 의한 의사소통이 90% 이상을 차지하는데 얼굴표정, 태도, 자세, 몸짓, 신체적 접촉, 목소리 등 다양한 비언어적 의사소통은 모든 오감을 통한 전달을 의미한다.

비언어적 의사소통에 대한 인지는 무언의 의미로 언어 대신 몸동작이나 손동작으로 나타내는 것을 의미하기 때문에 치과 근무 직원이라면 이 분야에 대해서 자세히 알고 있어야 진료와 환자관리 부분에서 도움이 될 것이다.

'한 번의 몸짓이 천 마디의 말보다 더 큰 의미를 가지고 있다'는 것을 인식하고 의료진은 환자와의 대화에서 그들이 무엇을 의미하고 표현하는가를 쉽게 이해할 수 있어야 한다.

전문가일수록 비언어적 표현의 중요성을 강조하는데, '메라비언의 법칙'이 가장 대표적이다.

● 메라비언의 법칙

미국캘리포니아 대학 UCLA의 심리학과 명예교수인 앨버트 메라비언(Albert Mehrabian)이 1971년 출간한 저서 「Silent Messages」에 포함된 커뮤니케이션 이론으로 한 사람이 상대방으로부터 받는 이미지는 시각(몸짓) 55%, 청각(음색, 목소리, 억양) 38%, 언어(내용) 7%라는 이론이다.

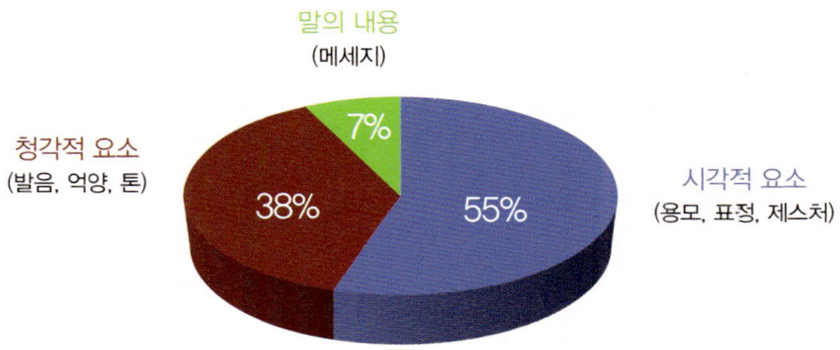

3) 환자와의 의사소통

(1) 경청

대화를 잘하는 사람은 장시간 말을 하는 사람이 아니라 남의 이야기를 잘 듣고 맞장구를 잘 쳐주는 사람이다. 그냥 귀로만 듣는 것이 아니라 마음의 문을 열고 상대방의 마음을 이해하면서 듣는 것이다.

즉, 한 번 말하고 두 번 이상 들어주며 세 번 이상 맞장구쳐주는 1, 2, 3 화법이 많이 사용된다.

(2) 화법

① 청유형 화법

"잠시만 기다리세요!"의 명령형이 아닌 "잠시만 기다려 주시겠습니까?"의 청유형으로 바꿔서 대화를 하는 화법이다.

② 플러스 화법

쿠션토크(cushion talk)라고도 하는데 부정적인 대화를 하기 전에 완충 역할을 하는 화법으로 "죄송합니다만~", "번거로우시지만~", "실례합니다만~" 등으로 표현하는 화법이다.

③ 긍정 화법

부정형의 대화는 고객의 마음을 불쾌하게 만들 수 있으므로 긍정적인 화법으로 대화를 하도록 한다. 예를 들면 "왜 이렇게 늦게 오셨어요!" 보다는 "조금만 더 일찍 오셨더라면 참 좋았을 거예요~", 또는 "지금이라도 내원하셨으니 참 다행입니다."라고 표현하는 화법이다.

④ 질문 화법

질문을 함으로써 상대방이 대화의 내용을 이해하고 있는지의 여부를 파악할 수 있으며 중요한 내용을 다시 상기시키는 데 도움이 되는 화법으로 "충분히 이해하고 계시죠?", "더 이상 궁금하신 사항은 없으신가요?" 등으로 질문하는 화법이다.

⑤ Yes, But 화법

거절하기 애매한 경우 주로 사용하는 화법으로 "네 맞습니다. 하지만, 저는 이렇게 생각합니다." 등의 표현으로 우선 고객의 생각을 존중해 주고 나서 나의 의견을 전달하는 화법이다.

⑥ 칭찬 화법

말 그대로 상대방에게 칭찬을 함으로써 친밀감과 유대감을 높일 수 있는 화법이다. 그러나 진정성이 없는 칭찬은 상대방에게 오히려 가식적인 인상을 줄 수 있으므로 가급적 과장하지 말고 진정성 있게 구체적인 근거를 제시하면서 표현해야 한다.

예를 들면 "선생님은 너무 멋있어요" 등과 같이 막연한 표현보다는 "선생님은 피부가 하얗고 밝아서 그런지 어떤 옷을 입어도 잘 어울리시네요" 등의 표현이다.

MEMO

- **서브퀄기법**(Servqual Method)

서브퀄(servqual)은 미국을 중심으로 한 서비스마케팅 연구자들이 소비자의 관점에서 서비스의 품질을 위해 노력하면서 생긴 것으로서 servqual은 service와 quality가 합쳐진 복합어이며 품격이 있는 서비스라고 이해하면 될 것 같다.

- A – attitude : 고객지향적인 태도와 환자 중심의 서비스
- S – skill : 신속하고 친절한 기술적인 서비스
- K– knowledge : 전문적인 지식을 제공하는 서비스

Chapter 11

환자응대관리 및 계속관리

학습목표

1. 상황별 환자 응대방법을 설명할 수 있다.
2. DISC 유형별 특징을 설명할 수 있다.
3. 환자계속관리의 중요성을 설명할 수 있다.

Chapter 11

환자응대관리 및 계속관리

1 환자응대관리

치과병 · 의원을 내원하는 상황에 따라 환자의 특징이 다양하게 나타나는데 치과위생사는 특히 초진 환자의 성향과 심리적 요인을 면밀히 파악하고 응대하는 것이 중요하다.

1) 상황에 따른 환자응대관리

(1) 초진 환자

초진 환자는 의료진에 대한 불안감은 물론 타병원에 비해 비용이 비싸지는 않은지에 대한 의구심을 갖고 내원하므로 초진 환자에 대한 응대는 환자가 편안하게 마음을 열고 말할 수 있도록 분위기를 형성해주며 경청하는 자세가 중요하다. 무엇보다 초진 환자가 요구하는 진료 방향을 명확하게 인지하는 것이 중요하다.

특징

- 초진 환자는 자신의 질병에 대한 공포심과 두려움에서 오는 심리적 압박감으로 인한 불안감과 두려움을 가지고 있다.
- 초진 환자는 대부분 의료진에게 보호받고 의존하려는 심리가 강하기 때문에 불평과 서운함을 자주 표현하는 경향이 있다.
- 초진 환자는 인터넷 광고나 주변 지인의 권유로 간접 경험을 한 후 내원하는 경우가 많기 때문에 직접 경험하게 되는 치료에 대하여 많은 호기심과 기대감을 가지고 있다.

응대요령

- 밝은 미소로 인사하고, 고객의 이름을 불러주며 환대한다(관심을 표현).
- 불안과 공포로 인해 환자가 긴장하고 두려워하기 때문에 편안한 분위기를 조성한다.
- 환자가 원하는 급한 진료를 우선적으로 시행하고 먼저 말할 수 있는 기회를 준다.
- 진료기록부에 환자와 관련된 특징이나 성격 또는 따로 기억해둘 만한 사항들을 기록해둔다.

(2) 재진 환자

재진 환자가 내원하면 지난 번에 치료받은 곳이 불편하거나 아프지는 않았는지 묻고 불편한 곳이 있다고 하면 잘 듣고 진료기록부에 기록한 다음 의사에게 전달한다.

진료 계획에 따라 당일 치료할 내용을 간략하게 설명한 후 치료를 시작한다.

응대요령

- 환자의 얼굴과 이름을 기억해 두었다가 반갑게 인사를 하고 친근하게 다가간다.
- 진료기록부에 기록되어 있는 특이사항들을 미리 파악하고 그에 맞는 적절한 응대를 한다.

2) 대상자별 환자응대관리

(1) 소아 환자

소아 환자는 불안과 공포가 가득하기 때문에 긴장을 풀어주기 위해 편안한 분위기를 조성한다.

응대요령

- 대기시간이 길어질수록 어린이들은 불안해하고 안절부절하며 지쳐서 칭얼대거나 부정적인 반응을 보이기 때문에 가급적 대기시간을 짧게 한다. 어쩔 수 없이 대기해야 하는 상황이라면 구비된 놀이공간이나 도구(장난감, 인형)들을 충분하게 활용할 수 있도록 안내해주고 지도해줌으로써 어린이들이 즐길 수 있도록 배려한다.
- 가급적이면 어린이의 시선이 가는 곳에 진료용 기구 등을 보이지 않도록 배치하는 것이 좋다.

- Tell–Show–Do법을 이용하여 치과 치료에 대한 공포나 불안을 극복시키기 위해 노력한다.

(2) 노인 환자

노인 환자는 치과치료에 대한 공포심과 진료에 대한 과장된 상상과 아픔에 대한 두려움이 많기 때문에 동정과 인내심을 가지고 경청함으로써 안정적인 분위기를 조성한다.

응대요령

- 청력이 저하된 노인 환자와 대화할 때는 약간 큰 목소리로 분명한 어조로 환자의 눈을 보면서 대화한다.
- 필요에 따라 환자를 부축하고 손을 잡아주는 등 거동하기에 편하도록 긍정적인 신체 접촉을 통하여 심리적인 안정감을 느끼게 해주는 것이 좋다.

(3) 장애 환자

① 청각장애 환자

청각장애 환자에게는 수화나 글씨, 보청기 등을 통해 적절한 의사소통 방법을 확보하고 말하는 사람의 입을 볼 수 있도록 배려하는 것이 중요하다. 과장된 얼굴표정을 피하고 보통 음성으로 자연스럽게 말하는 것이 좋다.

응대요령

- 환자의 표정을 잘 관찰하고, Tell–Show–Do법을 기본으로 기구와 치료방법에 대하여 천천히 설명해 준다.
- 청각장애 환자는 진동에 매우 민감하므로 각별히 주의하도록 한다.
- 문제가 생기면 환자에게 왼손을 들게 하며, 글로써 정보를 전달하는 것도 좋은 방법이다.
- 핸드피스 사용 시에는 보청기를 끄거나 음량을 낮추도록 한다.

② 시각장애 환자

시각장애 환자에게는 신뢰감과 친밀감을 주어야 하며, 지나친 동정심을 보이면 오히려 마음에 상처를 주게 되므로 주의가 필요하다. 예고 없이 기계 소리나 움직임에 의한 자극을 가하면 많이 당황하게 되므로 마음속에 그림이 그려지도록 치과 환경과 치료에 대해 상세히 설명해준다.

응대요령

- 시각장애인은 맛, 소리, 냄새, 촉각에 매우 예민하므로 기구나 물건을 말로 설명하거나 직접 만져볼 수 있도록 유도한다.
- 치과진료 내용을 설명하는 오디오테이프나 시각장애인용 팸플릿을 적극 활용하도록 한다.
- 환자가 진료실에 들어올 때부터 소리를 내어 비장애인보다 더 반갑게 맞이하도록 한다.

③ 자폐증 환자

자폐증 환자는 치과 환경에 친숙해질 때까지 몇 번의 내원이 필요하며, 내원할 때마다 동일한 분위기와 환경을 유지하도록 한다.

응대요령

- 의사소통 시 직접적인 눈 맞춤을 통한 친밀감 형성에 노력한다.
- 가급적 대기시간을 최소화하고, 인내심을 가지고 여유롭게 치료받을 수 있도록 배려한다.

(4) 어린이를 동반한 환자

응대요령

- 어린이에 대한 관심을 환자 자신에 대한 관심으로 간주하므로 어린이의 특징을 잘 파악해서 적절한 칭찬을 해 준다.
- 울거나 칭얼거릴 때에도 윽박지르지 않도록 하며 살짝 안아주거나 다독여준다.
- 어린이를 위해 선물을 준비하는 것도 어린이가 치과분위기에 적응하는 데 있어서 매우 효과적이다.

(5) 외국인 환자

응대요령

- 기본적인 영어는 할 수 있는 것이 가장 좋으나 그렇지 않을 경우 접점별로 잘 보이는

곳에 영어 멘트 매뉴얼을 배치해 둔다. 영어를 잘 모르더라도 당황하지 말고 휴대전화 어플 등을 이용하여 의사소통을 할 수 있다.

- 옷차림과 피부색에 대하여 차별하는 태도와 시선을 보이지 않는다.
- 직원들끼리 소근거리거나 크게 웃지 않도록 주의한다.

3) DISC 행동유형을 통한 환자응대관리

치과위생사는 많은 환자들을 응대하면서 다양한 유형의 성격들이 있다는 것을 알게 되는 여기에 대처하기 위한 적절한 응대관리 방법을 미리 숙지한다면 환자와의 관계가 더욱 친밀하고 원활해질 것이다.

(1) DISC 행동유형이란?

일반적으로 사람들은 태어나서부터 성장하여 현재에 이르기까지 자기 나름대로의 독특한 동기요인에 의해 선택적으로 일정한 방식으로 행동을 취하게 된다.

그것은 하나의 경향성을 이루게 되어 자신이 일하고 있거나 생활하고 있는 환경에서 아주 편안한 상태로 자연스럽게 그러한 행동을 하게 되는데, 이것을 행동패턴(behavior pattern) 또는 행동스타일(behavior style)이라고 한다.

사람들이 이렇게 행동의 경향성을 보이는 것에 대해 1928년 미국 콜롬비아대학 심리학교수인 William Mouston Marston 박사는 독자적인 행동유형 모델을 만들어 설명하고 있다.

Marston 박사에 의하면 인간은 환경을 어떻게 인식하고 또한 그 환경 속에서 자기 자신의 힘을 어떻게 인식하느냐에 따라 4가지 형태로 행동하게 된다고 한다. 이러한 인식을 축으로 한 인간의 행동을 Marston 박사는 주도형(Dominance), 사교형(Influence), 안정형(Steadiness), 신중형(Conscientiousness)으로 분류하여, 각 머릿글자를 따서 DISC 행동유형으로 부르고 있다.

(2) DISC 행동유형 분류의 목적

① 자신의 행동유형과 강점을 발견하고 이를 활용하기 위함이다.

② 타인의 행동을 이해하고 효과적으로 다른 사람과 효과적으로 상호 작용하기 위함이다.

③ 자신에게 맞는 갈등관리, 대인관계 유지방법, 학습방법을 발견하기 위함이다.

(3) DISC 행동유형별 특징 및 응대요령 (표 11-1)

① 주도형(Dominance)

특징

결과를 성취하기 위해 장애를 극복함으로써 스스로 환경을 조성한다.

- 목소리가 크고 자신감이 있다.
- 다른 사람의 행동을 유발시킨다.
- 빠른 결과를 얻고 싶어한다.
- 의사결정을 쉽고 빠르게 내린다.
- 인사 없이 본론으로 바로 진행한다.
- 지도력을 발휘한다.
- 상대방의 말을 끝까지 듣지 않고 말을 중간에 끊는다.
- CEO나 리더들 중 주도형의 성격을 가진 사람이 많다.

응대요령

- 구구절절한 설명보다 요점만 간단히 빠르게 답변한다.
- 환자의 목소리와 제스쳐가 다소 예의 없어 보이는 경우가 있으나 불쾌한 표정을 짓거나 당황해 하지 말고 응대한다.
- D형의 스텝이 응대하는 것이 가장 좋다.
- S형(안정형)의 스텝은 되도록 D형의 환자응대는 피한다.

② 사교형(Influence)

특징

다른 사람을 설득하거나 영향을 미침으로써 스스로 환경을 조성한다.

- 목소리의 높낮이가 변화가 있다.
- 사람들과 접촉하는 것을 좋아한다.
- 호의적, 친절한 인상을 준다.
- 말을 먼저 걸거나 대화하는 것을 좋아한다.
- 사람과 상황에 대해 낙관적이다.
- 감정교류가 있으면 즉흥적 결정을 잘한다.
- 잘 웃고 명랑하고 활기차 보인다.

응대요령

- 칭찬과 관심받는 것을 좋아하기 때문에 사소한 것도 관심을 갖고 표현한다.
- 대화가 너무 길어질 수 있기 때문에 적당한 선에서 끊을 줄 알아야 한다.
- 나중에 마음이 바뀌는 경우가 많기 때문에 처음 라포형성(의사소통에서 상대방과 형성되는 친밀감 또는 신뢰관계)으로 신뢰를 구축한다.
- S형(안정형)의 유형이 응대하는 것이 가장 좋다.

③ 안정형(Steadiness)

특징

과업을 수행하기 위해서 다른 사람과 협력한다.

- 목소리가 작은 편이고 강약의 변화가 적다.
- 말하기보다 말을 듣는 경향이 있다.
- 예측 가능하고 일관성 있게 일을 수행한다.
- 인내심이 있어 다른 사람의 말을 잘 듣는다.
- 다른 사람을 돕고 지원한다.
- 참을성, 충성심을 보인다.
- 안정되고, 조화로운 업무 환경을 만든다.

응대요령

- 치료를 결정하는 데 남들보다 시간이 오래 걸리는 경우 재촉하거나 서둘러서는 안 된다.
- 속도를 늦춰서 응대한다.
- 사교형(I형)이 응대하면 시끄럽게 느끼고 신뢰를 얻기 힘들 수 있다.
- 환자가 궁금해하는 모습을 천천히 설명하며 응대한다.

④ 신중형(Conscientiousness)

특징

업무의 품질과 정확성을 높이기 위해 기존의 환경 안에서 신중하게 일한다.

- 분석적으로 사고하고 찬성, 반대, 장점, 단점 등을 고려한다.
- 업무수행에 대해 비평적으로 분석한다.
- 중요한 지시나 기준에 관심을 둔다.

- 세부사항에 신경을 쓴다.
- 갈등에 대해 간접적 또는 우회적으로 접근한다.
- 정확성을 점검한다.

응대요령

- 사실과 증거를 제시해 준다.
- 치료의 변경 가능성을 충분히 설명하지 않으면 컴플레인이 생길 수도 있다.
- 사교형(I형)이 응대했을 때 신뢰감을 잃을 수 있다.
- 명확하지 않은 것을 별로 좋아하지 않는다.

표 11-1 DISC 행동평가의 해석

구분	유형	집중	속도	감정만족	욕구
D(Dominance)	주도형	일	빨리	업적 인정 (무대포, 독재자)	결론간 중요 / 존경
I(Influence)	사교형	사람	빨리	새것에 흥분 (촐랑, 말 많음)	새것 / 삐침
S(Steadiness)	안정형	사람	천천히	편한 관계 (굼벵이, 안일함)	평화 / 캐쥬얼
C(Conscientiousness)	신중형	일	천천히	신뢰 감정 (완벽주의)	정확 / 과정

※ DISC 행동유형 검사지는 시중에 많이 나와 있다.

4) MBTI란?

MBTI(Myers-Briggs Type Indicator)는 마이어스(Myers)와 브릭스(Briggs)가 스위스의 정신분석학자인 카를 융(Carl Jung)의 심리 유형론을 토대로 고안한 자기 보고식 성격 유형 검사 도구로 시행이 쉽고 간편하여 학교, 직장, 군대 등에서 광범위하게 사용되고 있다.

MBTI에서는 인간의 내적 과정을 4가지 선호 지표를 기준으로 조합함으로써 16가지 성격 유형으로 분류할 수 있으며, 이를 통해 성격적 특성과 행동의 관계를 이해할 수 있다.

(1) MBTI의 4가지 선호 지표 (그림 11-1)

① 에너지의 방향

- **외향**(Extroversion)

자기 외부에 주의를 집중한다. 다른 누군가에게 발상, 지식이나 감정을 표현함으로써 에너지를 얻는다. 사교적, 활동적이며 외부 활동에 적극성을 발휘한다. 폭넓은 대인관계를 가지며 글보다는 말로 표현하기를 좋아하며, 경험을 통해 이해한다.

- **내향**(Introversion)

자기 내부에 주의를 집중한다. 발상, 지식이나 감정에 대한 자각의 깊이를 늘려감으로써 에너지를 얻는다. 조용하고 신중하며 내면 활동에 집중력을 발휘한다. 깊이있는 대인관계를 가지며 말보다는 글로 표현하기를 좋아하며, 이해한 다음에 행동한다.

② 인식기능

- **감각**(Sensing)

오감 및 경험에 의존하며 현실주의적인 타입이다. 실제의 경험을 중시하고 지금에 초점을 맞추어 일을 처리한다. 숲보다 나무를 보려는 경향이 강하다.

- **직관**(iNtuition)

직관 및 영감에 의존하며 이상주의적인 타입이다. 아이디어를 중시하며 미래지향적이고 개연성과 의미에 초점을 맞추어 일을 처리한다. 비유적, 암시적으로 묘사한다. 나무보다 숲을 보려는 경향이 강하며 자신만의 세계가 뚜렷한 편이다.

③ 판단기능(판단의 근거)

- **사고**(Thinking)

업무 중심적인 타입으로 진실과 사실에 주로 관심을 가지며 '맞다' '틀리다'의 판단을 선호한다. 이성적이고 논리적, 분석적이며 객관적으로 사실을 판단한다. 원리와 원칙을 중시하며 논평하기를 좋아한다.

- **감정**(Feeling)

인간관계 중심적인 타입으로 사람과의 관계에 주로 관심을 가지며 '좋다', '나쁘다'의 판단을 선호한다. 상황적, 포괄적이며 주변 상황을 고려하여 판단한다. 이성보다는 감정에 치우치며 의미, 영향, 도덕성을 중시한다. 우호적인 협조, 공감하기를 좋아한다.

④ 생활양식

● **판단**(Judging)

분명한 목적과 방향을 선호하며 계획적이고 체계적이며 기한을 엄수한다. 깔끔하게 정리정돈을 잘하며 뚜렷한 자기의사와 기준으로 신속하게 결론을 내린다.

● **인식**(Perceiving)

유동적인 목적 및 방향을 선호하며 자율적이고 체계는 없지만 재량에 따라 일정을 변경할 수 있다. 상황에 따라 적응하며 결정을 보류한다.

주의할 점은 외향적인 성격이라고 해서 내향적인 성격 요소가 전혀 없다고 말할 수는 없다. 누구나 위의 여덟 가지 특성을 조금씩 다 가지고 있으며, MBTI에서 보고자 하는 것은 개인이 각 요소들 가운데 어느 요소의 특징이 더 강하느냐를 알아보는 것이다. 따라서 MBTI를 통해 성격 유형이 16가지만 있다고 할 수 없으며 해당 유형에 속하는 사람들이 대체로 어떤 경향을 보이는지 분류할 수 있을 뿐이다.

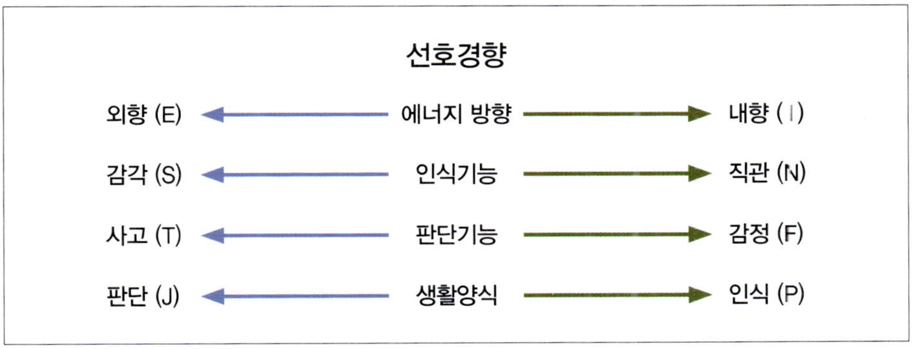

그림 11-1 MBTI의 4가지 선호 지표(Myers, Kirby, & Myers, 1998)

5) 진료실에서의 응대관리

(1) 진료실에서의 예절

진료실에서 환자를 어떻게 응대하는지에 따라 환자의 신뢰도가 크게 달라진다. 기본적인 예절을 매뉴얼로 준비하여 전 직원이 지침서로 활용할 수 있도록 하고 습관화하여 환자의 만족도와 치과병·의원의 이미지를 높일 수 있도록 한다.

다음과 같은 점에 주의한다.

① 환자를 진료실로 안내할 때는 환자의 이름을 부르고 정중하게 인사를 한다.

② 진료실로 들어갈 때는 걸음 속도를 일정하게 유지하고 비스듬히 걸어 진료실로 안내하고 환자의 동의하에 소지품을 들어주거나 보관하는 것에 대해 안내한다.

③ 대기하는 동안 지루하지 않게 책, 신문 등을 준비해준다.

④ 환자와 대화할 때는 정확한 발음으로 올바른 경어를 사용하며 전문용어는 삼가도록 한다.

⑤ 환자의 상태를 확인하여 불편함이 없도록 하고, 진료가 끝나면 "고생하셨습니다.", "힘드셨죠."와 같은 인사를 잊지 않도록 한다.

(2) 진료 응대

① 진료 전 응대

- 립스틱을 바르고 내원한 여성 환자의 경우 티슈를 건네주어 닦도록 부탁한다.
- 치료계획에 따라 오늘 치료할 내용을 환자에게 간단하게 설명하여 환자의 불안감이 조금이나마 경감될 수 있도록 한다.
- 재진 환자라면 밝은 미소로 치료 내용에 대해 가볍게 대화를 하도록 한다.
- 유니트체어 주변에는 환자가 불편함이 없도록 장애물이 보이지 않아야 한다.
- 브라켓테이블에는 포장되어 있는 기본 세트를 준비하고 양치컵은 환자가 유니트체어에 앉은 다음 환자가 보는 앞에서 준비하는 것이 좋다.
- 치료 시작 전 환자에게 에이프런을 해주고 필요한 경우에는 무릎담요 및 허리를 받쳐주는 쿠션을 준비한다.
- 환자의 주요 호소 증상(C.C)에 대한 특징을 치과의사와 진료팀에게 정확하게 전달하여 환자에게 반복된 질문을 하는 일이 없도록 한다.

② 진료 중 응대

치료 중에는 환자가 입을 벌리고 있어 말을 할 수 없으므로 통증을 느끼거나 불편을 느낄 때에는 말을 하거나 갑자기 움직이지 말고 왼손을 들어달라고 사전에 설명을 한다. 환자에게 이렇게 당부한 후 치료 진행 중 환자가 왼손을 들 경우 진료를 바로 멈춰야 한다. "조금만 더 참으세요.", "곧 끝납니다."라고 말하는 경우가 많은데 약속을 지키도록 한다.

- 치료 단계마다 가벼운 대화(small talk)로 환자를 안심시키고, 유니트 포지션(unit position)을 변경하기 전에 유니트체어를 움직이겠다고 설명하여 환자가 당황하거나 놀라는 일이 없도록 배려한다.
- 치료 중 환자의 얼굴 앞으로 기구나 치과 재료가 오고 가지 않도록 세심한 주의가 필요하다(얼굴과 옷에 약제나 날카로운 기구를 떨어뜨려 환자가 다치거나 불편한 관계를 만들어 논쟁을 벌이지 않도록 주의).

③ 진료 후 응대

진료가 종료되었음을 환자에게 알리고 유니트체어의 등받이를 바로 한 후 환자의 구강과 얼굴에 묻어 있는 잔사를 제거해준다. 또 진료 중 궁금한 사항이나 불편함은 없었는지 한 번 더 확인하도록 한다.

- 치료한 부위를 손거울을 이용해 보여주거나 컴퓨터에 저장된 치료 전·후의 사진을 보여주면서 처치에 대한 설명과 다음 진행될 치료 내용을 설명한다.
- 치료 후 주의사항이 있을 경우 환자가 이해하기 쉽도록 설명하여 신뢰감을 주고 치료에 대한 보람을 느끼게 하는 것이 치료 후에도 환자 스스로 관리하는 데 있어서 동기부여가 될 수 있다.
- 환자가 맡긴 외투나 소지품 등을 챙겨 준다.
- 거스름돈이나 카드 및 명세서는 데스크 위에 놓지 말고 두 손으로 환자에게 직접 전달하는 것이 좋으며 다음 진료 예약을 한다.
- 환자에게 수고와 감사의 표현을 함으로써 나중에 다시 찾고 싶은 다음이 들도록 공손하게 좋은 이미지로 배웅하는 것이 중요하다.

6) 전화응대관리

전화는 다양한 병원 업무를 해결하는 데 있어 매우 유용한, 얼굴이 보이지 않는 목소리만의 커뮤니케이션 도구이다. 전화를 통한 첫 접점 단계부터 환자는 치과의사와 직원들에 대한 예비적 인상을 갖게 되고, 특히 그들이 받게 될 진료의 수준도 어느 정도 가늠하게 된다. 전화응대만 잘해도 환자들에게 치과병·의원에 대해 긍정적인 인상을 줄 수 있으며, 병원의 이미지가 결정될 수 있으므로 항상 예의 바르고, 신속하며 정확하게 응대하는 것이 중요하다. 표정이 보이지 않는 유일한 에티켓이므로 전화응대 매너를 반드시 숙지하도록 한다.

(1) 전화응대의 중요성

① 전화응대는 병원의 이미지를 결정하는 중요한 요인이다.
② 전화는 예고 없이 갑자기 찾아오는 고객이다.
③ 전화는 얼굴 없는 접촉이며 만남이다.

(2) 전화 받는 방법

① 전화벨이 울리면 왼손으로 받고 오른손은 메모를 준비한다.

② "감사합니다. ㅇㅇ치과 치과위생사 ㅇㅇㅇ입니다." 식으로 병원의 이름과 소속 및 이름을 정확하게 밝힌다. 그리고 상대방을 확인 후 간단한 인사를 먼저 한다.
③ 만일 3회 이상 전화벨이 울린 후 받았을 경우에는 "늦게 받아서 죄송합니다."라는 말을 한다.
④ 용건을 물은 후 메모하면서 차분하고 정확하게 듣는다. 용건이 끝나면 통화한 내용을 요약하고 중요한 용건은 복창하여 확인하는 것이 좋다.
⑤ 통화를 마무리하기 전에는 정중하게 마무리 인사를 하고, 상대방이 전화를 끊은 후 조용히 수화기를 내려놓는다.

2 환자계속관리

1) 환자계속관리 제도(re-call system)란?

치료가 완료된 후 일정 기간이 지난 후에도 계속적인 건강을 유지하기 위하여 검진, 치석제거를 통해 기타 치과질환의 조기 발견 및 치료를 할 수 있는 체계적인 제도이며, 각 환자에 맞게 정기검진 계획을 세워 계속 환자를 관리해주는 제도이다.

2) 환자계속관리 제도의 이점

① 환자

- 정기적인 검진으로 건강한 구강건강을 유지할 수 있다.
- 조기에 질환 발견으로 통증 및 치료비용을 절감할 수 있다.
- 조기 치료는 치료받는 시간을 줄여줄 수 있다.
- 치과에 대한 거부감을 감소시켜줄 수 있다.

② 병원

- 환자와 병원과의 유대관계가 형성되어 평생고객으로 함께 할 수 있다.
- 정기적인 약속으로 환자의 흐름이 확보된다.

- 계속관리 시스템에 대해 만족한 환자의 소개 환자가 증가한다.
- 진료한 내용에 대하여 follow-up check를 할 수 있다.
- 직원들에게도 신뢰를 얻고 동기부여를 줄 수 있다.

3) 환자계속관리 방법

환자계속관리 방법에는 여러 가지가 있는데, 어느 것에 국한되기보다는 환자의 상황과 치료별로 환자계속관리 방법이 달라져야 한다.

(1) 환자계속관리 방법의 종류

① 문자(SMS) 사전 예약제도 (그림 11-2)

사전 예약이 쉽고 편리하며, 환자나 직원에게 거부감 없어 가장 많이 쓰이는 환자계속관리 방법이다. 하지만 문자메세지 확인이 어려운 노인 환자의 경우 직접 전화를 드려 계속관리에 차질이 없도록 한다. 또한, 전화번호가 바뀐 경우, 문자 수신이 안 될 수 있으므로 환자가 내원하지 않는다면 반드시 전화로 확인하는 것이 좋다.

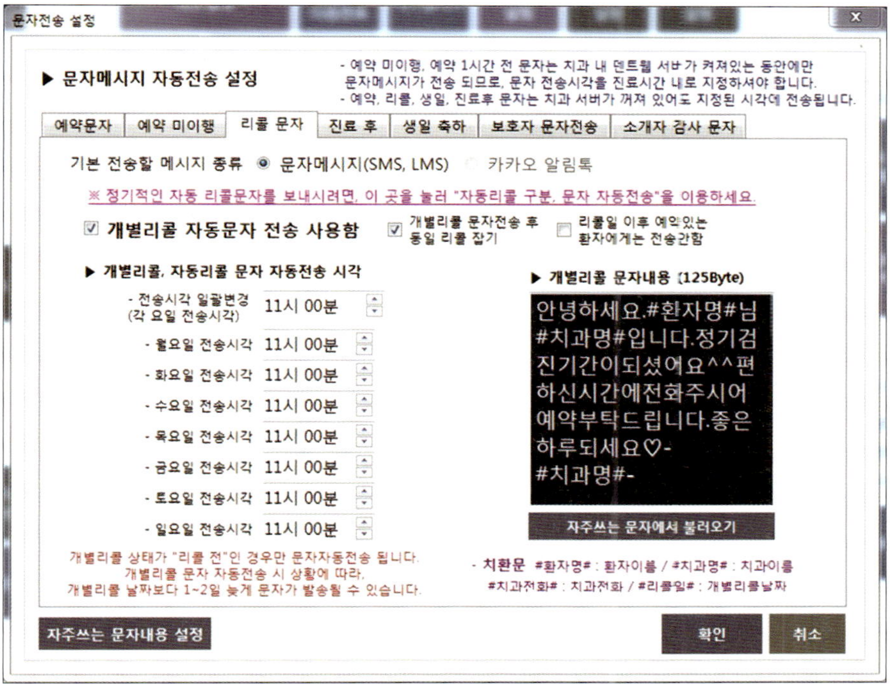

그림 11-2 문자 사전 예약 제도

② 전화

목소리를 직접 들을 수 있어 안부 인사와 함께 자연스럽게 환자계속관리를 유도할 수 있다. 하지만 전화번호가 바뀌거나 받지 않는 경우가 있으므로 여러 번 시도를 해야 하는 경우가 생기기도 한다. 또 환자가 직원들의 전화 통화에 대한 거부감을 느낄 수도 있으므로 환자가 선호하는 방법을 선택하는 것이 좋다.

③ 우편

진료가 끝나는 동시에 환자계속관리 우편을 작성하여 해당 월에 우편으로 보내는 경우가 있으나, 현재는 거의 쓰이지 않고 있다.

Chapter 12

치과 의료분쟁

학습목표

1. 의료사고의 정의를 설명할 수 있다.
2. 의료과오의 정의를 설명할 수 있다.
3. 의료분쟁의 정의를 설명할 수 있다.
4. 치과에서 자주 발생하는 사고에 대하여 열거할 수 있다.
5. 의료분쟁 발생 예방 대책을 열거할 수 있다.
6. 의료분쟁 발생 시의 대처방법을 설명할 수 있다.

Chapter 12

치과 의료분쟁

1 의료사고·의료과오·의료분쟁의 개념 (그림 12-1)

의료안전관리와 관련하여 의료사고, 의료과오, 의료분쟁 등의 개념을 이해해두는 것은 중요하다. 의료사고란 의료행위에 본질적으로 내재된 위험이 현실화되어 환자가 원치 않았던 나쁜 결과가 발생하는 것이며, 의료분쟁은 의료사고로 인한 환자와 의사의 다툼이다. 의료분쟁을 예방하기 위해서는 의료사고를 예방해야 할 뿐만 아니라, 의료사고가 분쟁으로 발전하지 않도록 환자와 의사가 치료 커뮤니케이션의 동반자로서 신뢰에 기반을 둔 관계를 구축하는 것이 중요하다.

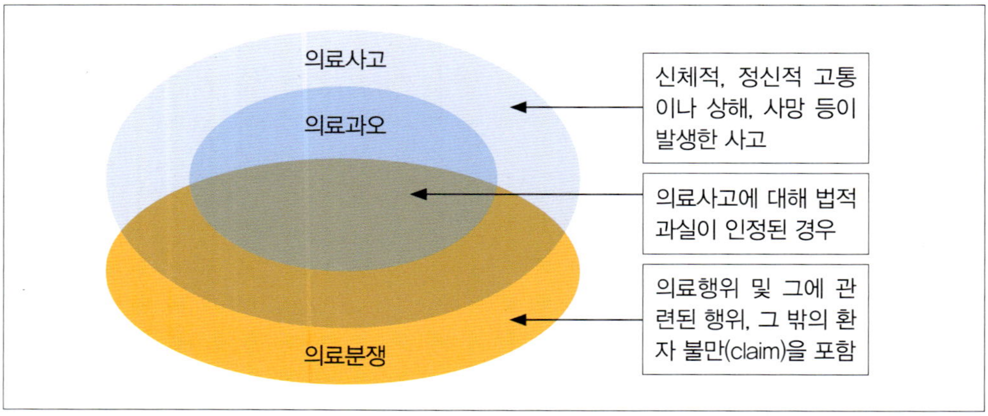

그림 12-1 의료사고 · 의료과오 · 의료분쟁의 개념도

(1) 의료사고

의료사고란 '환자가 의료인으로부터 의료혜택을 제공받음에 있어서 예상외로 발생한 나쁜 결과'를 뜻하는 것으로 누구의 잘못이라는 평가가 내포되어 있지 않다. 과실 유무와 상관없이 의료와 관련된 장소에서 발생하는 모든 인신사고로, 다음과 같은 경우를 포함한다.

- 사망, 생명의 위험, 병태 악화 등의 신체적 피해 및 고통, 불안 등의 정신적 피해가 발생한 경우
- 환자가 복도에서 넘어져 부상을 입은 사례처럼 의료행위와 직접 관계되지 않는 경우
- 주사바늘 찔림 사고 등 의료종사자에게 피해가 발생한 경우

(2) 의료과오

의료과오란 의료종사자가 의료행위를 함에 있어서 당시의 의학지식 또는 의료기술의 원칙에 따라 업무상 필요로 하는 주의 의무를 게을리 하여 환자에게 적절치 못한 결과를 초래한 것을 말한다.

2017년 6월부터 시행된 '설명의무법'은 소비자의 알 권리를 충족하기 위해 발의된 것으로, 설명이 미흡한 부분에 대하여는 설명의무 위반 사유에 해당되어 분쟁 시 설명의무 유무가 쟁점이 되며, 대법원 판결(2011.11.24. 선고 / 2009다70906)이 있으므로 참고하기 바란다.

(3) 의료분쟁

의료행위로 인해 나타난 결과가 환자 측이 바라는 기대효과에 미치지 못하는 경우 환자 측이 의사 측에 의료과오가 있다고 주장함으로써 다툼이 발생하는 것을 의료분쟁이라고 한다. 의사의 잘못이 전혀 없어도 의료분쟁은 발생할 수 있다.

의료분쟁 현황을 2016년 한국소비자원(www.kca.go.kr)에서 발행한 '소비자 피해구제 연보 및 사례집'에서 살펴보면 진료과목별로는 정형외과가 133건(17.5%)으로 가장 많았으며, 다음으로 치과 104건(13.6%), 내과 88건(11.5%), 성형외과 60건(7.9%), 신경외과 58건(7.6%), 외과 50건(6.6%) 등의 순이었다. 고령화사회가 되면서 의료기술이 고도화되고 의료보험 보장이 확대되면서 의료사고 건수도 점점 늘어나고 있는 추세이다(표 12-1).

표 12-1 **진료과목별 피해구제 접수 현황(의료서비스)**

진료과목	정형외과	치과	내과	성형외과	신경외과	외과	피부과	한방	산부인과	안과	기타*	계
건수	133 (17.5)	104 (13.6)	88 (11.5)	60 (7.9)	58 (7.6)	50 (6.6)	42 (5.5)	32 (4.2)	29 (3.8)	27 (3.5)	139 (18.3)	762 (100.0)

* 비뇨기과 26건, 기타 의료서비스 18건, 응급의학과 16건, 흉부외과 15건, 이비인후과 13건, 마취통증의학과 11건 등

〈출처 : 소비자 피해구제 연보 및 사례집, 2016, 한국소비자원〉

2 치과 의료사고

치과의료는 다음과 같은 특징으로 인해 의료사고나 의료분쟁이 발생할 소지가 많다고 할 수 있다.

1) 치과의료의 특징

① 치과의료는 대부분은 깎거나 자르거나 절제하는 등 직접적으로 구강 내 조직과 접촉하는 외과계열 진료가 많다.

② 의치와 같이 수정이 가능한 가역적인 처치와 발치와 같이 수정이 불가능한 비가역적인 처치로 나뉘는데 비가역적인 치료가 대부분으로 의료사고가 일어나기 쉬운 소지가 있다.

③ 환자에 대한 사고뿐만 아니라 주사바늘 찔림 사고 등 의료종사자 자신이 당하는 사고도 적지 않게 일어나고 있다.

④ 치과 치료 특유의 심미성에 관한 주관적 차이로 인해 환자의 불만이 발생할 소지가 많다.

(1) 치과에서 자주 발생하는 의료사고

① 문진 미실시

예전부터 다니던 환자여서 문진을 하지 않고 평소대로 진료했다가 2개월 전 허혈성 심장 질환으로 응급실에 실려 갔던 사실을 진료 후에 알게 되는 경우가 있다. 문진항목에서 과거병력, 현재병력, 복용 중인 약물, 알레르기 유무 등은 반드시 파악해야 한다.

② 치료 부위 실수

오른쪽 아래 제2구치를 발치해야 하는데, 왼쪽 아래 제2구치를 발치하는 경우가 가끔 발생하기도 한다. 이처럼 처치 내용이 비가역적인 것이라면 시작하기 전에 진료기록부에서 재확인하는 습관을 길러두어야 한다.

③ 치료 기구의 파손

근관치료에 사용하는 파일이 근관 내에서 파절되어 제거 불가능한 상태가 되기도 한다. 근관치료에서는 치과의사라면 누구나 한 번쯤은 경험할 정도로 일어나기 쉬운 사고이다.

일회용 파일이라면 반드시 한 번만 쓰고 버리는 것을 원칙으로 해야 하며, 소독 가능한 파일일 경우 사용하기 전에는 열화되어 있지 않은지를 확인하는 것이 중요하다.

④ 인레이, 크라운 등을 삼키는 실수(폐흡인)

인레이 시적을 하다가 잘못해서 환자가 삼키는 경우가 가끔 있다. 삼킨 것이 기관으로 잘못 들어간 것을 폐흡인이라고 하는데 폐흡인의 경우 대부분은 기침반사어 의해 기침을 한다. 진료 자세에 관계없이 구강 내에서 떨어질 우려가 있는 경우에는 이 점을 의식해서 진료에 임해야 하며 환자에게도 주의를 환기시켜야 한다.

⑤ 핸드피스에 의한 혀 및 볼점막 손상, 피하기종

지대치를 형성할 때 핸드피스로 혀, 볼 점막을 손상시키는 경우 역시 발생하기도 한다. 지대치를 형성하는 경우 하악에서는 혀, 상악에서는 볼 점막을 손상시키는 경우가 있다. 이를 방지하기 위해서는 거울 등의 기구를 사용하여 연조직을 충분히 압배해야 한다.

⑥ 발치 시 연조직 손상 및 신경 손상

발치에 사용하는 엘리베이터는 끝이 예리하여 힘을 주다가 미끄러지면 연구개, 구강저, 볼점막 등을 손상시켜 대량출혈 등의 중대사고로 이어질 가능성이 있다. 구강해부를 잘 이해하고 발치 시 잘못 조작하는 일이 없도록 시술 과정을 잘 확인한다.

⑦ 주사바늘 찔림 사고

근관치료 시 파일을 주고받다가 사용한 파일에 시술자의 손가락이 찔리거나 마취주사바늘의 장착 및 제거 시 바늘에 찔리는 경우가 종종 발생한다.

의료사고는 넓은 의미에서 시술자에게 일어난 것도 포함된다. 주사바늘, 파일, 스케일러, 탐침 등 진료실에는 끝이 바늘 모양인 기구가 많다. 특히 사용 후 기구는 오염되어 있으므로 오염원으로 인식해서 취급 시 항상 조심해야 하며 주사바늘에 찔렸을 때는 신속하게 대처할 필요가 있다.

⑧ 약액에 의한 연조직 및 의복 손상

근관치료, 치아미백 치료 시에 사용하는 약물이 시술자의 실수로 구강연조직에 닿았을 경우 그 부위에 약물에 의한 화상 및 상처가 생길 수 있다. 또한 의복에 떨어졌을 경우 의복의 색이 변하는 경우가 있기 때문에 근관치료나 미백치료를 할 때는 약물이 흘러내리지 않도록 러버댐이나 보호댐을 이용하고 석션 시 주의를 기울여야 한다.

⑨ 인상채득(impression taking) 시 실수

인상채득 시 인상재료가 목구멍으로 흘러 들어가는 실수가 발생할 수 있으므로 유의하도록 한다. 또한 인상용 트레이가 잘 맞지 않을 경우 환자의 입술 및 구강 내 연조직에 상처를 줄 수 있으므로 반드시 환자의 입술에 바세린을 바른 다음 구강에 맞는 트레이를 시적하고 인상채득을 하도록 한다.

2) 치과의료에서의 문제점 방지

최근에는 의료사고 외에 환자 불만이 증가하고 있다. 단순한 불만에서 의료분쟁으로 발전하는 일이 많은데 그 원인의 대부분은 커뮤니케이션의 부족이다.

환자의 불만을 방지하려면 환자의 생각이나 생활배경을 충분히 고려한 치료가 시행되어야 한다. 그렇지 않으면 그 치료가 아무리 뛰어나더라도 환자에게는 부담이 되고 불만이 발생할 소지가 있다. 의학적으로 올바른 것이 반드시 환자에게 올바른 의료가 아니라는 것을 이해해야 한다. 또 치과의료는 환자의 프라이버시도 배려할 필요가 있다. 의료인의 생각만으로 치료를 진행하는 것이 아니라 환자와 함께 치료를 진행해 간다는 개념이 중요하다. 그러기 위해서는 환자와의 신뢰관계를 구축하고 커뮤니케이션을 충분히 해야 한다.

치과치료 시 치료비용이 고가일수록, 치료기간이 길어질수록 환자의 기대심리는 더 커지게 된다. 시술 전 처치의 결과에 대하여 우리가 바라는 가장 이상적인 결과와 치료 결과의 한계점에 대하여 충분한 설명과 합의가 이루어져야 한다. 또한 불만을 가진 환자의 진료에 직접적으로 연관된 치과진료 인력은 개인적으로 유감을 표현해야 한다. 환자는 발생한 실수에 대하여 해당 진료인력의 사과성 설명을 듣기를 기대한다. 이때 유감의 표현과 사과를 혼동하지 말아야 한다. 유감의 표현이란 바람직하지 못한 결과가 벌어진데 대하여 아쉽고 안타깝다는 감정의 표현이다. 자칫 “죄송합니다.”라는 표현은 자신의 실수를 인정하는 발언으로 녹취되고 법정에서 활용될 수도 있으므로 법적으로 문제가 될 소지가 있는 불만의 표출 상황이나 의료사고 상황에서 사용할 때에는 조심하여야 한다(표 12-2).

표 12-2 상황에 따른 유감의 표현(예시)

"유감입니다" 혹은 "미안합니다"라고 말하기
△ 만약 의료진의 실수가 없었다면 "이런 소식을 전하게 되어 유감입니다", "그와 같은 일이 일어나다니 유감입니다"
△ 유감조차도 자신에게 너무 과도한 사과의 표현으로 느껴진다면 위로로 대체 "좀 더 좋은 결과를 기대했었는데요", "좀 다른 결과를 기대했었는데.."
△ 명백한 의료오류가 있었다면 "미안합니다"라는 말로 사과를 표명해야 한다.

3 치과 의료분쟁

1) 의료분쟁의 발생 원인

(1) 의식의 변화

의료서비스에 대한 사람들의 의식은 날로 높아지고 있는 데 비해 의료행위가 적법성을 준수하지 못하거나, 의료과오로 인한 의료사고가 발생하면 의료분쟁의 원인이 된다. 즉, 질병에 대한 오진, 진료 능력의 부족, 보건의료인의 주의와 의무 소홀, 의료시설 및 장비의 미비, 객관적 의술의 준칙 위배, 진료과정에 관한 설명부족, 그리고 문제가 발생하였을 경우 당황하여 의료사고를 섣불리 은폐하거나 축소하려고 하는 의식 행태 등으로 인해 원만하게 해결될 수 있는 문제를 바르게 파악하지 못하고 적절하게 대응하지 못하여 의료분쟁의 원인이 되고 있다.

(2) 의료기술의 향상

의료기술의 발달, 첨단 장비, 치료제 등의 개발로 인해 과거에는 진료 대상에서 제외되었던 고위험 중환자들에게 과학적 첨단 기술과 장비를 이용한 의료서비스의 제공 범위가 확대되면서 이로 인한 의료행위의 위험성이 증가하여 의료분쟁의 원인이 되고 있다.

(3) 정확하지 않은 의료정보

각종 대중매체를 통해 제공되는 많은 양의 의료정보는 일반인의 건강에 대한 관심을 증가시키는 데 기여하였다. 그러나 정확하지 않은 의료정보가 제공됨으로써 환자의 잘못된 의학 상식을 바탕으로 엉뚱한 진료 방법을 요구하거나 정당한 진료 결과조차 수긍하지 못하게 되는 결과를 빚어 의료분쟁의 원인으로 작용하고 있다.

(4) 진료에 대한 환자 측의 비협조

효과적이고 안전한 진료를 받기 위해서는 반드시 환자 자신의 질병에 대한 과거 병력이나 특이증상 등을 정확하게 밝히고, 의료진의 지시 사항을 준수해야 함에도 불구하고 비협조적인 자세로 진료 과정을 어렵게 하거나, 잘못된 의학 상식을 바탕으로 지나친 기대를 하는 경우 진료에 대한 불만이 제기되어 의료분쟁의 원인이 된다.

2) 의료분쟁의 예방 대책

(1) 사전동의의 필요성

치료를 시작하기 전에 의사가 환자에게 치료 내용을 알리고 동의를 구하는 것은 환자가 자신의 몸에 어떤 일이 일어날 지에 대해 알 권리를 존중하는 것으로 의료기관에서 반드시 지켜야 할 사항이며, 지켜지지 않았을 경우에는 법적인 문제가 발생할 수 있다.

치과의사는 환자의 진료 동의를 포함한 환자의 권리 보호 원칙에 따라 진료를 해야 하며, 치과위생사는 환자에게 다양한 치료 방법을 설명하는 데 많은 시간과 노력을 기울여야 한다.

따라서 치과위생사는 진료 과정, 치료 방법, 그에 따른 위험성 등에 대해 완벽하게 이해하고 있어야 하며, 치료 방법에 대한 부정적인 정보보다는 긍정적인 정보에 대해 잘 알고 있어야 한다.

(2) 진료동의서 작성

환자들은 자신의 진료에 대해 이해할 수 있는 수준의 정보를 얻은 후 진료 여부를 결정할 수 있다. 즉, 환자와 의료진이 끊임없이 대화하는 과정에서 진료 여부를 환자가 자발적으로 결정하여 자신의 진료에 대해 동의서를 작성해야 한다. 동의서를 받기 힘든 경우 녹음 등의 방법을 고려하며, 미성년자인 경우에는 반드시 친권자의 동의를 받아야 한다.

① 환자는 초기 상담료를 지불해야 한다는 것과 치료계획을 알 수 있다는 것에 동의해야 한다.
② 치료계획이 중간에 변경되었다면 환자에게 그 이유를 설명하고 그에 따른 진료비 변동 사항에 대해서도 동의를 얻어야 한다.

(3) 진료기록부 작성의 정확성

진료기록부는 의사가 직접 작성하고 환자의 주된 증상, 진단 및 치료 내용 등 보건복지부령으로 정하는 의료행위에 관한 사항과 의견을 상세히 기록하고 서명하여야 한다. 수정 시에는 두 줄로 말소한 다음 다시 기재한다.

(4) 응급조치 장비의 구비

치료 시의 부작용 및 돌발사고 발생을 늘 염두에 두고 응급조치를 위한 장비를 구비해 둔다.

(5) 기본 법률 지식의 습득

민사소송법, 의료형법, 의료법을 비롯하여 의료사고 피해 구제 및 의료분쟁 조정 등에 관한 법률, 개인정보보호에 관한 법률 등 기본적인 법률지식을 습득해 둔다.

(6) 증거의 수집

치료에 필요하여 환자에게 제공한 자료를 증거로서 가능한 한 많이 수집해 둔다.

의무기록은 가장 기본이 되는 사항으로 최대한 상세히 기록한다.

(7) 환자와의 신뢰관계 유지

평소 의료진과 환자와의 신뢰관계를 유지하는 것이 무엇보다 중요하다.

(8) 불만고객 응대서비스

고객의 불만을 해결해주어 만족 고객으로 만드는 것을 불만고객 응대서비스라고 한다.

고객 불만이 발생하면 당황하거나 적당히 넘어가려하지 말고 우선 불만을 제기하는 고객을 이해하는 자세가 필요하며 불만 해소를 위해 체계적인 해결방안과 예방대책을 세워야 한다.

불만은 컴플레인(complain)과 클레임(claim)으로 구분할 수 있는데 컴플레인은 구매한 제품이나 서비스에 대하여 개인적으로 기대치에 미치지 못하는 주관적인 느낌이나 감정에서 발생하는 불만이고, 클레임은 구매한 제품이나 서비스의 결함을 지적하면서 법적 소송이라든지 배상을 요구하는 불만을 의미한다.

컴플레인과 클레임을 예방하기 위해서는 의료기관에 종사하는 모든 구성원이 함께 노력해야 하며, 불만고객이 발생할 경우에는 신속하게 해결하는 것이 중요하다.

불만이 발생하는 부분은 진료적인 부분과 감성적인 부분으로 구분할 수 있는데, 대부분 사소한 것에서 발생하는 경우가 많으므로 모든 구성원들이 협력해서 예방하도록 해야 한다.

① 진료적인 부분에서의 고객 불만 사항

- 의료진의 진료 결과에 만족하지 못하는 경우
- 진료에 대한 설명이 부족하거나 진료가 자주 늦어지는 경우
- 고가의 진료상품 구매를 강요당하는 경우
- 동의 없이 진료 내용이 변경되는 경우
- 처음 계획했던 진료가 계속 달라지는 경우

② 감성적인 부분에서의 고객 불만 사항

- 직원들이 불친절한 경우
- 직원들의 복장이 청결하지 못하고 예의 바르지 못한 경우
- 진료 환경이 어수선하고 신뢰감을 느끼지 못할 경우
- 자주 내원하는데도 불구하고 본인을 알아보지 못하는 경우
- 원장과 직원의 말이 일치하지 않는 경우

Tip 치과 의료분쟁의 예방지침

① 초진 시 환자에게 진료기록부의 문진표를 성실히 작성하게 하고 서명을 받으며 진료에 관련된 특이사항에 항상 유념한다.
② 초진 시 전반적인 진료과정에 대하여 구체적인 방법(치료방법의 장점과 단점)과 해당 진료 방법의 후유증 및 기타 환자가 알아야 할 내용들에 대하여 환자가 이해하도록 설명하고 치과의사가 제안하는 방법에 대해 환자가 동의하는지 확인한다.
③ 초진 시 진료과정의 소요시간과 비용에 대해 설명한다.
④ 초진 후 광범위한 진료가 필요할 경우 치료기간의 여유를 가지고 진료한다.
⑤ 직전 진료에 대한 반응을 세밀히 관찰하고 신중한 예후 판단을 위해 가급적 진료일 간의 간격을 충분히 부여한다.
⑥ 재진 시 초진일에 설명하였던 전체 과정을 당일 해당 진료에 대하여 진료 시작 전 환자에게 다시 한 번 간단히 설명한다.
⑦ 필요한 경우 준비된 수술동의서 또는 진료동의서를 환자 및 보호자에게 자세히 설명하고 사전동의서를 받는다.
⑧ 초진 시의 치료계획대로 치료 종료 후에는 주기적 내원이나 치료 부위의 사후 관리에 대하여 설명하고 환자의 의무를 주지시킨다.

3) 의료분쟁 발생 시의 대처방법

(1) 문제 파악 및 대책 수립

의료분쟁 발생의 원인을 확인하고 진료가 진행되어 온 경위서를 작성한다.

환자와 면담을 해서 환자의 요구사항을 경청하고, 객관적으로 병원의 입장을 설명하며, 환자 측 인적 사항을 확인하고 환자 측의 진료 방해 등에 대하여 대처한다.

대책회의에서 지침을 수립하여 병원의 공식적인 입장으로서, 원만한 해결을 위한 대화와 협상의 여지를 갖는 것이 바람직하다. 최근 미국에서 발표된 여러 연구결과를 보면 의료사고 공개가 의료소송을 증가시키지 않는다고 보고되고 있다. 세계적인 흐름은 의료사고의 공개를 의사의 윤리적 의무인 동시에 환자의 신뢰를 회복하기 위해 실행해야 하는 의료행위의 일부로 받아들이고 있다(그림 12-2).

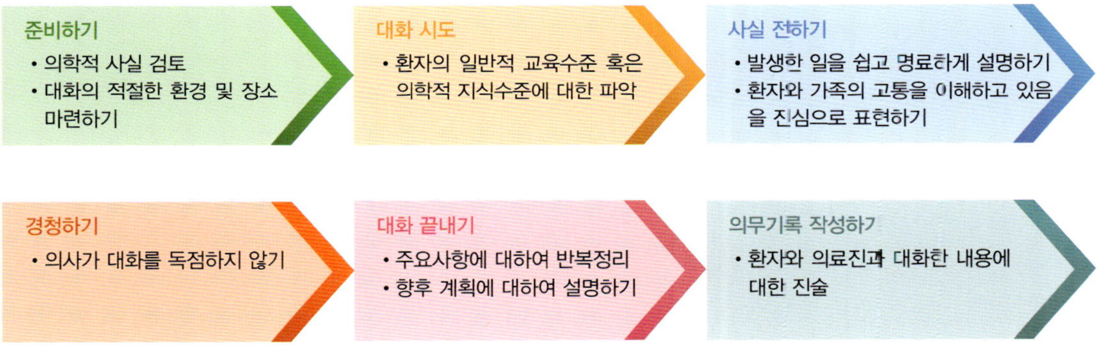

그림 12-2 의료사고 공개에 대한 하버드대학병원의 가이드라인

(2) 의료분쟁 발생 시의 대처지침

① 의료분쟁은 누구에게나 발생할 수 있으므로 의연하게 대처한다.

② 환자로부터 치료에 대한 문제가 제기되면 진료스케줄을 충분히 확보하고 성급히 설득하려 하기보다는 시간적인 여유를 가지고 지속적인 대화를 갖는다.

③ 환자의 요구사항을 경청하되 기본적으로 요구사항을 즉시 모두 수용하겠다는 의사를 밝혀서는 안 되며 환자 측 주장의 타당성에 대한 최종적 판단이 환자 측의 일방적인 주장으로 성립되는 것이 아님을 주지시킨다.

④ 과실 여부에 상관없이 필요한 경우라면 분회, 협회, 배상책임보험사 등과 적극적으로 협의하거나 조언을 구한다.

⑤ 전신질환 등 여러 이유로 전원이 필요하다고 판단되면 즉시 전원 조치한다.

⑥ 병원 측에서 합리적인 합의를 희망함에도 불구하고 환자가 협조하지 않을 경우에는 한국소비자원, 한국의료분쟁조정중재원 등과 같은 제3자의 중재를 환자에게 제안한다.
⑦ 해당 보건소, 한국소비자원, 한국의료분쟁조정중재원, 법원 등의 질의가 있을 경우 성실하고 의연하게 답변한다.
⑧ 폭언, 협박, 폭행, 기물파손 등 진료에 방해되는 환자의 과도한 행동이 발생되면 경찰서에 형사고발하는 등 적절한 조치를 취하도록 한다. 또한 인터넷 공개 게시판에 명예훼손 글이 게재될 경우에는 자료를 확보하고 형사고발을 검토한다.
⑨ 분쟁 상황의 번거로움과 심적 부담을 회피하고자 환자가 요구하는 과도한 합의금액을 성급히 수용해서 합의하지 않도록 한다.
⑩ 합의 시에는 서면 합의서를 작성하고 쌍방이 서명한다.

4) 의료분쟁의 조정

(1) 합의

의료분쟁을 법적 소송에 의하지 않고 당사자 간에 입장을 조율하는 것이다. 적정한 선에서 합의금을 결정하고 합의한 후에 민사, 형사상 이의를 제기하지 않을 것을 약속하여 합의서를 작성한다. 여기에는 추후 청구권, 문제제기 포기 문구도 포함되어야 한다. 또한 합의의 법적 효력을 확보하기 위하여 공증을 받아야 한다.

(2) 소송

의료분쟁의 당사자 또는 대리인은 의료분쟁과 관련하여 민사소송과 형사소송을 제기할 수 있다. 최근에는 의료분쟁으로 인한 소송이 매우 빠르게 증가하는 추세를 나타내고 있는데, 이는 환자들의 권리의식 향상 때문인 것으로 보인다.

5) 치과 의료분쟁 사례

❶ 사례 1 : 보철물 탈락 및 계획과 다른 치료에 대한 손해배상 요구

사건 개요

A씨는 2015년 4월 18일, 우측 상악 제1, 2대구치(#16, #17) 임플란트의 염증 및 출혈로 추후 재식립 계획 하에 임플란트를 제거하고 같은 해 9월 해당 부위에 임플란트 식립 대신 브릿지 치료(우측 상악 제1소구치부터 제1대구치까지)와 라미네이트 치료(상악 전치 및 우측 소구치, 하악 전치 및 견치)를 받았으며, 이후 보철물의 깨짐 및 탈락으로 재수복 치료를 받음

쟁점 사항

계획된 치료의 이행 여부 등

판단 경위

우측 상악 제1대구치 골이식과 임플란트 재식립 및 상 · 하악 세라믹 브철치료 계획 하에 치료비를 지불했으나, 이와 전혀 다른 브릿지 치료가 시행된 점, 진료기록부상 치료계획에 따른 구체적인 비용 내지 치료계획의 변경 사유 등이 기재되어 있지 않아 진료계약상의 의무나 치료방법과 예상결과에 대한 설명을 충분히 해야 할 주의의무를 다한 것으로 인정할 증거가 없어 주의의무 위반이 인정된다.

처리 결과

임플란트 치료가 시행되지 않아 향후 임플란트 치료를 받아야 하는 점을 고려하여 4,000,000원을 배상하였다.

❷ 사례 2 : 임플란트 식립 위치 이상 등으로 인한 손해배상

사건 개요

B씨는 2011년, 다른 치과1의원에서 상 · 하악 교정치료를 받던 중 우측 하악 제1대구치(#46) 상실부위에 임플란트 식립이 필요하여 2014년 3월 17일, 해당 치과에서 임플란트를 식립받았으나, 임플란트 식립 위치이상으로 같은 해 10월 17일 다른 치과2의원에서 임플란트를 제거하였고, 2014년 10월 24일부터 2016년 2월경까지 다른 치과3의원에서 치아 재교정 치료를 받음

쟁점 사항

임플란트 식립의 적정성 여부

판단 경위

임플란트 식립 시 인접 치아와 임플란트 사이에 적절한 간격을 유지함으로써 인접 치아의 치근에 무리를 주지 않는 등의 주의의무를 다하여야 함에도, 임플란트 매식체를 인접 치아의 치근에 너무 근접하게 식립하여 임플란트 매식체를 제거하고 재식립하게 된 것으로 확인되어 손해배상 책임이 인정된다.

처리 결과

임플란트 식립 위치 이상으로 재식립한 것에 대해 1,132,000원을 배상하였다.

PART Ⅳ

치과병·의원 경영관리

Chapter 13

치과병·의원 컨설팅

학습목표

1. 치과병 · 의원 컨설팅의 목적을 설명할 수 있다.
2. 개원 컨설팅의 목적과 특성을 설명할 수 있다.
3. 경영 컨설팅의 목적과 특성을 설명할 수 있다.

Chapter 13

치과병·의원 컨설팅

1 치과 컨설팅의 정의

컨설팅(consulting)의 이론적 의미를 살펴보면 '어떤 분야에 전문적인 지식을 가진 사람이 고객을 상대로 상세하게 상담하고 도와주는 것'으로, 일반적으로 기업이 어려움이나 곤란에 처했을 때 혹은 사업수행에 있어서 자문이나 새로운 전략을 필요로 할 때 외부 기관에 컨설팅을 의뢰하게 된다.

최근 치과병 · 의원을 비롯해 네트워크 치과병원에서는 전문 경영인에게 병원 경영을 의뢰하는 경우가 많아지고 있다. 환자는 많지만 매출이 오르지 않거나 물가 상승과 인건비의 상승으로 고정 지출이 늘어나는 경우, 경쟁력 있는 신규 병원이 개업하면서 기존 환자들이 감소하는 경우 등 병원은 다양한 변수들에 의해 매출에 영향을 받는다. 환경은 계속 변화하는데 과거의 매출에 연연해 기존 방식의 경영을 고집한다면 병원의 재정은 점점 악화될 것이다. 이번 단원에서는 컨설팅에 대한 개념을 이해하고 개원 컨설팅과 경영 컨설팅에 대해서 알아보도록 하자.

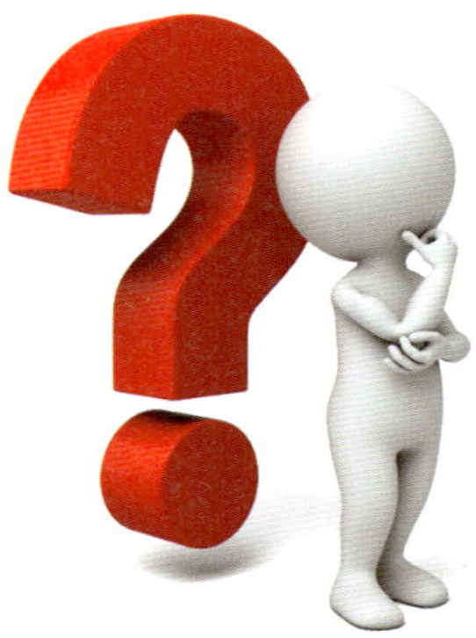

2 개원 컨설팅

2017년 기준으로 전국 신규 개원 치과병 · 의원(993)의 절반 이상이 폐업(631)한 것으로 나타났다. 국내 치과의사 수가 빠르게 증가함에 따라 기존의 치과병 · 의원과의 경쟁 또한 심해지고 있다. 마케팅을 통한 무분별한 광고가 심해지고 진료비 수가 덤핑으로 개원 병 · 의원의 상황은 더욱 어려워지고 있고, 환자들의 소비트렌드가 변화하면서 병원의 위치나 진료시스템, 병원 인테리어 등 개원 준비가 철저하지 않으면 치과를 개원한다고 해도 많은 어려움이 있을 것이다. 성공적인 개원을 위해 필요한 요소들에 대해 알아보도록 하자.

1) 개원 컨설팅 요소 (그림 13-1)

(1) 입지 여건

역세권이나 대로변 그리고 상권이 큰 지역의 건물들에는 치과병 · 의원이 하나씩은 입주해 있다. 개원 희망 지역 주변에 치과가 있는지, 아파트 단지인지, 회사가 많은 지역인지, 중 · 고등학교나 대학교가 있는 지역인지 상권을 분석한 다음에 개원 입지를 확보해야 한다.

그리고 병 · 의원의 위치는 직원을 구하는 데도 큰 영향을 줄 수 있다. 출퇴근이 용이한 역세권이나 대중교통이 편리한 지역을 고려할 필요가 있다.

(2) 핵심가치 및 비전의 설정

개원을 준비하는 치과병 · 의원에서는 반드시 명확한 핵심가치를 수립해야 한다. '어떤 비전을 가지고 있는지', '어떤 마음가짐으로 환자를 대할지' 각자 다른 경험을 가진 직원과 오너가 만나 병 · 의원이 나아가고자 하는 방향과 목표를 정해야 한다. 병 · 의원의 핵심가치를 달성하기 위해 연차별 비전을 설정해 구성원들이 차별화된 병 · 의원의 경쟁력을 이끌어내야 한다.

(3) 마케팅

개원 마케팅은 온라인, 오프라인 어느 한가지에만 집중해서는 안 되며, 병 · 의원의 상황에 맞는 맞춤형 마케팅이 필요하다. 온라인 마케팅의 경우, 해당 지역의 상권과 주거 인구의 특징을 파악해 온라인 마케팅의 가능 여부와 비용 대비 매출 효과에 대한 정확한 분석이 필요하다. 병 · 의원 자체에서 마케팅 업체에 대한 모니터링과 피드백이 필요하고 이를 확인할 수 있는 능력을 키워야 한다.

(4) 병·의원의 개설 및 운영

병 · 의원 개설에 필요한 서류는 다음과 같다.

① 의료기관 개설허가(관할보건소 예방의약계)

② 사업자등록(관할세무서)

③ 진단용 방사선 발생장치의 설치 및 사용 신고(관할보건소)

④ 요양기관 현황 통보(관할건강보험심사평가원)

⑤ 건축물 관리대장 및 임대차 계약서

개설 인허가 신고가 완료되면 병 · 의원 운영을 위한 진료시스템 구축과 고객 관리를 위한 서비스 응대 교육이 필요하다. 인테리어와 치과장비 등 진료에 필요한 내부 점검이 완료되면 실제 운용테스트(operating test)를 통한 진료시스템 점검이 필요하다. 리허설 기간을 충분히 가진 후 구성원 간의 충분한 논의를 통해 환자가 내원했을 때 발생할 수 있는 오류들을 최소화해야 한다.

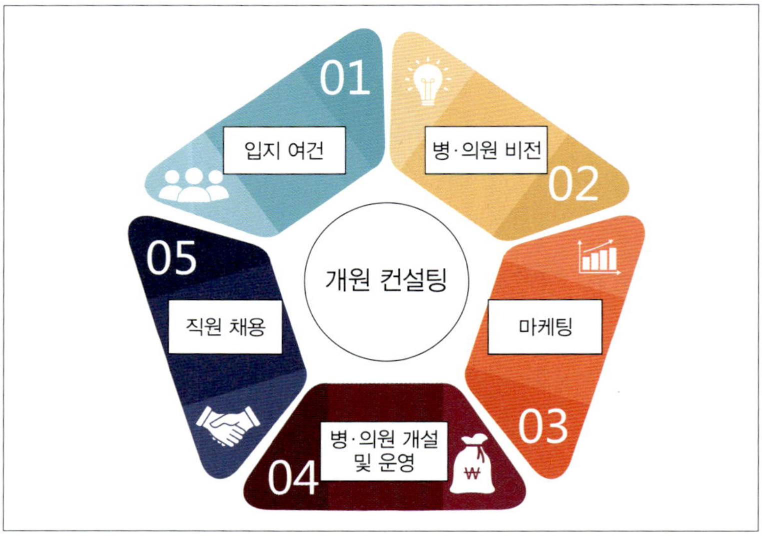

그림 13–1 **개원 컨설팅 요소**

(5) 직원 채용

좋은 입지를 확보해 병 · 의원을 개원하였는데 직원 구하기가 힘들어 문을 닫는 경우가 종종 발생한다. 과거와는 달리 현재는 치과위생사의 업무범위가 확대되어 병 · 의원의 운영과 매출에 큰 기여를 하고 있다. 직원이 곧 경쟁력이라 할 수 있다. 따라서 능력 있는 직원이 애사심을 가지고 진료에 집중할 수 있는 환경을 만들어야 한다.

3 경영 컨설팅

병 · 의원은 경기가 어려워지고 소비가 위축될수록 매출에 대한 부담이 커진다. 매출을 올리기 위해서는 기존 병 · 의원시스템의 문제점을 잘 파악하고 개선해야 한다. 또한 차별화된 진료와 서비스, 환자관리 그리고 이러한 요소들을 전체적으로 관리할 수 있는 시스템이 필요하다.

1) 컨설팅 진단

병 · 의원의 문제를 진단하기 위해서는 다양한 관점에서의 접근이 필요하고 내부 진단을 통해 상황에 맞는 해결책을 제시할 필요가 있다. 진료시스템의 문제, 원장과 직원 간의 소통문제, 직원들 간의 소통문제, 환자와 원장 및 직원 간의 문제 등 다양한 원인으로 병 · 의원에 좋지 않은 영향을 줄 수 있다. 병 · 의원 내부의 문제를 파악해서 거기에 맞는 맞춤형 컨설팅이 필요하다.

2) 컨설팅 진단의 목적

(1) 진료시스템의 개발

대학병원 등 종합병원뿐만 아니라 개인 치과의원에서도 진료시스템의 차별화와 전문화를 위해 연구개발을 계속해야 한다. 환자들은 전문의가 상주하는 병원을 선호하고 병원에 내원했을 때 대기 시간이 길지 않기를 원한다. 병원에 내원해서 병원문을 나설 때까지 사후 관리가 잘 된다면 소규모의 치과라고 해도 '1차 진료기관' 이라는 장점을 살려 충분히 환자들을 확보할 수 있다.

(2) 진료수입의 분석(매출분석)

매출을 효율적으로 관리하기 위해서는 매출에 대한 경로 파악이 가능해야 한다. 병원 매출의 주된 수입원이 되는 진료과목에 대한 강점을 최대한 살리면서 상대적으로 수입이 적은 진료과목에 대한 관리가 필요하다. 비보험 진료가 대부분인 치과진료는 경기가 어려울수록 매출이 영향을 받을 수밖에 없다. 비보험 항목이 높은 치과에서는 보험 청구 항목들을 꼼꼼히 살펴 누락되거나 과잉 청구된 부분이 없는지 확인해야 한다.

(3) 구성원 간의 소통 (그림 13-2)

① 원장과 직원들 간의 소통

치과에서 근무하는 시간은 하루 평균 8시간 이상이다. 원장과 직원들 간에 소통이 되지 않는다면 병원 분위기와 매출에도 좋지 않은 영향을 미칠 것이며 이는 직원들의 이직에도 영향을 줄 수 있다. 진료에 들어가기 전의 간단한 환자 브리핑이나 주례 회의, 또는 매월 특이사항들을 기록해서 원장과 소통할 수 있는 회의 문화를 정착해야 할 것이다.

② 직원들 간의 소통

치과는 대부분 소규모 인원으로 구성되어 있어 특정한 직원에게 많은 권한이 주어지기 쉽고 이렇게 되면 소통에 문제가 생겨 나머지 직원들이 힘들어할 수 있고, 이직에도 영향을 줄 수 있다. 치과 구성원 개개인의 역량을 키우기 위해서는 체계적인 직무분담이 필요하고 해당 포지션을 공유해 업무에 차질이 없어야 한다.

③ 신입 직원과의 소통

치과는 비슷한 장비와 재료를 이용해 진료를 하지만 똑같은 진료를 하지는 않는다. 치과마다 정해진 진료 매뉴얼이 존재하고 원장의 진료 철학이 다르기 때문에 신입 직원이나 경력 직원이 입사하면 해당 병 · 의원 시스템에 적응할 수 있도록 직원 관리가 필요하다. 새로 입사한 직원이 기존에 배웠던 방식만을 고집한다면 기존 직원들과 불협화음이 생길 것이다. 더욱이 병 · 의원의 분위기가 정체되어 있는 상황에서 새로운 직원이 입사한다면 긍정적인 영향보다는 그렇지 않은 방향으로 영향을 받기 쉽다. 병 · 의원 구성원들의 화합을 위해서는 원장과 직원들 간의 소통, 기존 직원과 신입 직원 간의 소통 노력이 필요하다.

④ 환자와의 소통

치과병 · 의원 시설이 아무리 좋아도 진료 만족도가 떨어진다면 내원 환자는 줄어들 것이다. 더욱이 환자는 통증이나 치료비용에 민감하므로 의료진과의 소통이 원활하지 않으면 의료소송이 발생하고 사건사고가 많아질 것이다. 일방적인 진료가 아닌 환자의 눈높이에서 말하고 들어주며 공감해야 한다.

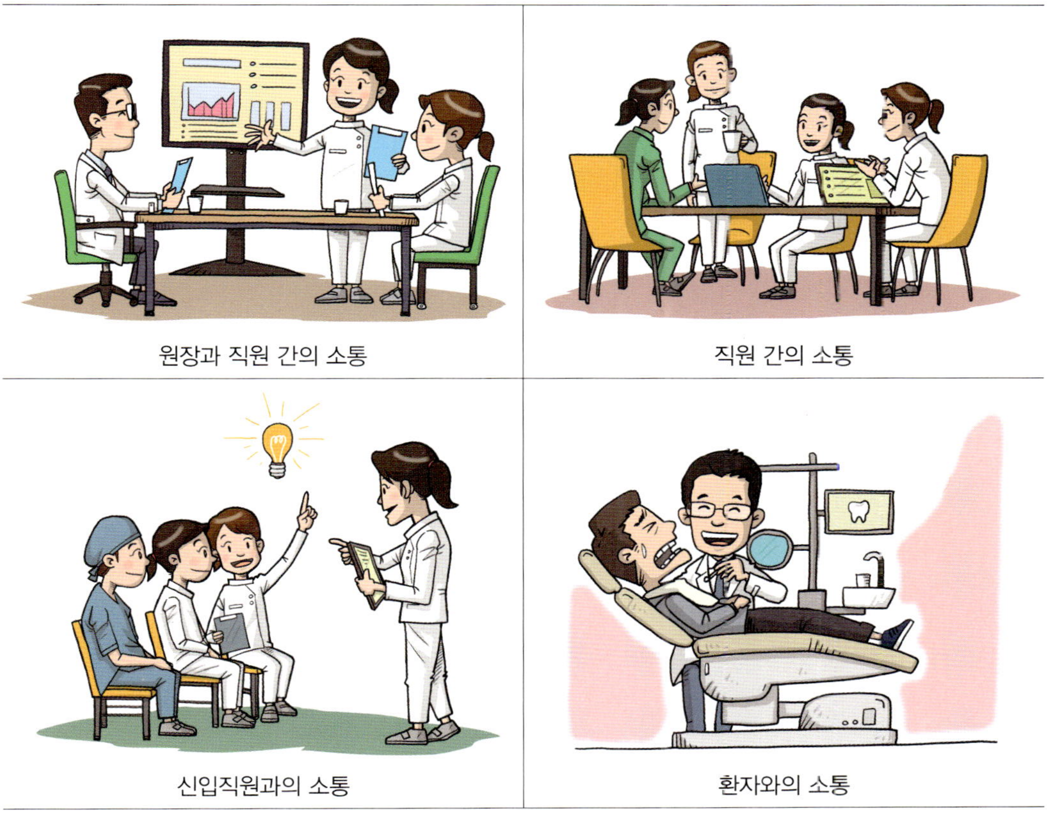

원장과 직원 간의 소통 / 직원 간의 소통 / 신입직원과의 소통 / 환자와의 소통

그림 13-2 **구성원 간의 소통**

(4) 직원 채용 및 관리

치과위생사는 이직률이 높은 직업군에 속한다. 환자가 치과병 · 의원에 내원할 때마다 직원이 바뀐다면 환자에게 좋은 인상을 주기는 어려울 것이다. 직원의 퇴사가 잦은 병원은 몇 가지 특징이 있다. 특정 직원에게 많은 결정권을 부여하거나, 원장과 직원들 간에 소통이 잘 되지 않거나, 면접 당시의 병원 내규와 실제 근무 시의 내규에 차이가 많을 경우 등 여러 가지 이유로 이직을 결심하게 된다. 이러한 문제들로 인해 직원이 자주 바뀌거나 장기 근속자가 없는 경우 환자들에게 신뢰를 받을 수 없을 것이다. 조직의 문제점 및 근로환경(급여, 복지, 내규)의 문제점을 진단하고 분석해서 병원을 안정된 분위기로 만들어가야 한다.

다음은 직원 채용 시 도움이 되는 정보이다.

① 청년내일채움공제 (그림 13-3)

고용노동부에서 사회 초년생을 대상으로 실시하는 제도로 정규직으로 취업한 청년 근로자에게 자산 형성 지원을 통해 장기 근속을 유도하고, 기업은 우수 인력 확보와 기업 지원금을 받는 제도이다. 직원 채용이 어려운 병원일수록 정부가 지원하는 다양한 일자리 정보를 이용해 안정적인 인력자원을 구축할 필요가 있다.

(※ 이 제도는 2024년부터 신규 신청은 중단되었고 2023년까지 신청한 사람들만 지원금을 받을 수 있음)

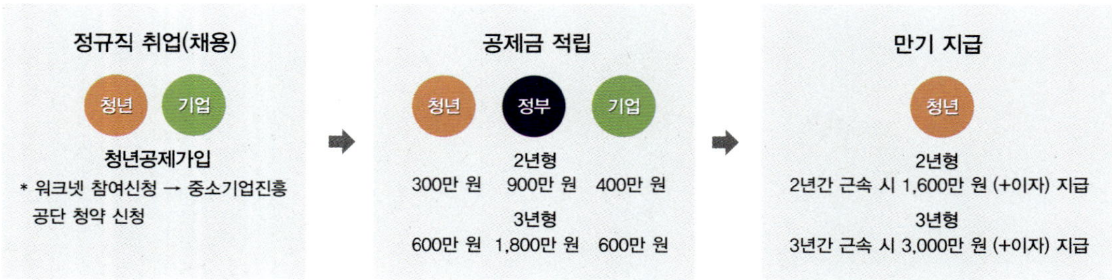
정규직 취업(채용)
청년
기업
청년공제가입
* 워크넷 참여신청 → 중소기업진흥공단 청약 신청
공제금 적립
청년
정부
기업
2년형
300만 원 900만 원 400만 원
3년형
600만 원 1,800만 원 600만 원
만기 지급
청년
2년형
2년간 근속 시 1,600만 원 (+이자) 지급
3년형
3년간 근속 시 3,000만 원 (+이자) 지급

그림 13-3 청년내일채움공제 정부 지원 프로세스

구분	청년	기업	정부	만기공제금
2년형	300만	400만	900만	1,600만
3년형	600만	600만	1,800만	3,000만

〈신청자격〉

- 기업(치과) : 피보험자 수 5인 이상
- 근로자(치과위생사) : 만 34세 이하, 정규직 취업 후 3개월 이내 신청

② 두루누리 사회보험 (그림 13-4)

두루누리 사회보험 지원 사업은 고용보험과 국민연금의 두 가지 사회보험에 부담을 느끼는 소규모 사업장에 보험료를 지원하는 사업이다. 근로자 수 10명 미만인 사업장의 근로자 중 월평균 보수가 215만 원(2020년 기준) 미만인 근로자와 그 사업주가 해당된다. 사업장에 신규로 채용된 직원에게 국민연금과 고용보험을 최대 90%까지 지원하는 제도이다.

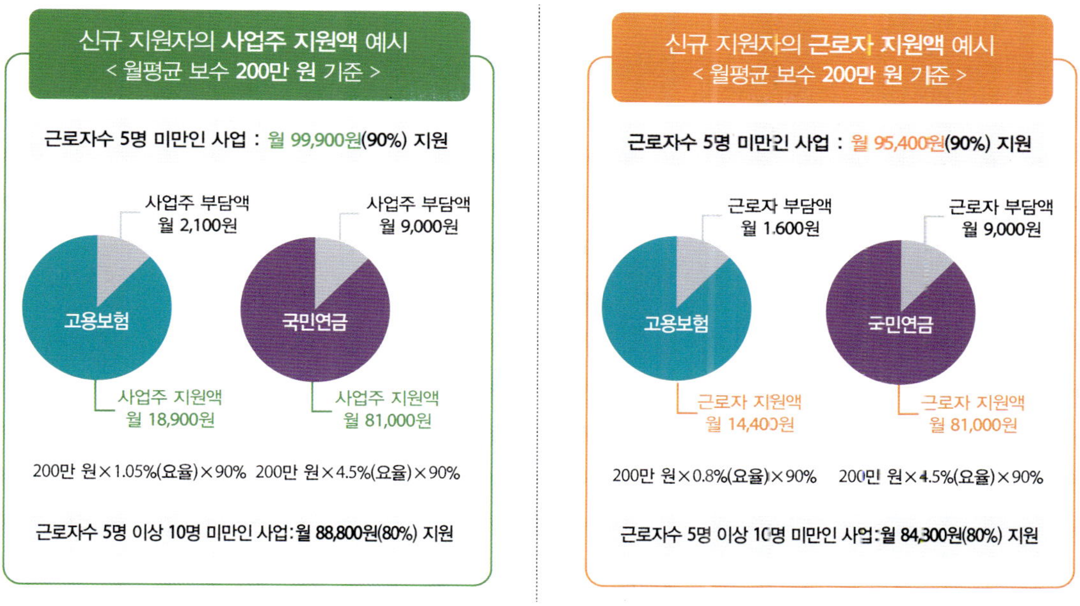

그림 13-4 **두루누리 사회보험 지원금 산정 예시**

③ 시간선택제 일자리

치과병·의원은 특정 요일이나 특정 시간대에 환자가 많을 수 있는데, 이때 원활하게 진료를 소화하지 못하면 매출에 좋지 않은 영향을 받을 수 있다. 이러한 문제점을 보완하기 위한 제도가 시간선택제 일자리이다.

정부에서는 사업장의 정규직 인건비 부담을 줄여주기 위해 시간선택제 일자리 제도를 지원하고 있는데, 환자가 집중되는 시간대에 보완 인력 충원을 통해 운영을 효율화하고 인건비를 절약하는 효과를 볼 수 있다. 실제 고용유지 기간이 3개월 이상 되었고 4대 보험에 가입된 근로자에게 지원이 가능하다.

Tip 직원 면접 시 주의사항

① 병원에 최적화된 면접 체크리스트를 만든다(그림 13-5).
② 면접 시 형식적인 질문은 줄인다.
③ 경력직도 수습 기간이 필요하다.
④ 담당 업무에 맞는 임상사례 질문을 통해 검증한다.

○○치과 면접 체크리스트

▶ 면접에 앞서 아래의 질문들에 대해 성실한 답변을 부탁드립니다.

1. 선생님의 연차는?

□ 1~2년차 □ 3~4년차 □ 5~6년차 □ 6~8년차 □ 8년차 이상

2. 전 직장명, 퇴사사유 그리고 포지션은 무엇이었나요?

□ 직장명/퇴사사유 (/)

□ 진료실 스탭 □ 진료팀장 □ 진료실장 □ 데스크 실장 □ 기타 ( )

3. 전 직장에서의 업무 범위는? (해당하는 것만 체크하세요)

- 보철 : □ 전치Temp.cr single~unit □ 전치Temp.cr bridge □ 전치부 임프레션 □ 모두
  □ 구치Temp.cr single~unit □ 구치Temp.cr bridge □ 구치부 임프레션 □ 모두
- 임플란트 : □ 퍼스트 어시스트 □ 세컨 어시스트 □ 수술준비 및 세팅 □ 보철 어답 □ 모두
- 교정 : □ 교정 어시스트 □ 와이어 리게쳐 □ 와이어 밴딩 □ 포토 □ 모두
- 데스크 : □ 보험청구(간단 / 복잡) □ 예약 및 접수 업무 □ 수납 업무 □ 모두
- 상담 : □ Chair side □ 일반 보철 상담 □ 임플란트 상담 □ 교정 상담
- 기타 ( )

4. 원하는 연봉과 실수령액을 기재해 주세요. (세후 금액)

- 정직원 → 직전 연봉 : , 희망 연봉 : / 월 :
- 계약직/알바 → 시급 : , 일당 :

5. 면접 후 출근 가능한 날짜는?

□ 1주일 내 □ 1주~10일 □ 10일~15일 □ 기타 ( )

6. 근무 가능한 요일은? (알바에 한함)

□ 월~금 □ 희망 요일 ( )

작성하시느라 수고하셨습니다. 체크하신 내용은 수습기간 이후 채용에 반영됩니다.
이에 동의하시면 서명을 부탁드립니다.

20 년 월 일

작성자 (인)

그림 13-5 **면접 체크리스트 예시**

사례

▶ **대기 환자가 많은 치과**

치과진료는 대부분 예약제로 이루어진다. 간단한 진료도 있지만 시간이 오래 걸리는 진료가 대부분이다. 신규 환자가 내원했을 때 대기시간이 길지 않도록 대기 환자에 대한 매뉴얼이 필요하다. 신규 환자는 치과 매출에 직접적인 영향을 미치므로 신규 환자가 내원하는 경로, 대기시간 등을 파악해서 간단한 치료 등을 먼저 해주어 다음 내원으로 이어질 수 있도록 한다.

▶ **소개 환자가 없는 치과**

"○○치과 임플란트 잘 하더라" 등과 같은 소문이 나면 사람들은 그 치과를 찾게 된다. 하지만 내원한 치과에서 관리를 잘 받지 못한다는 생각이 들면 만족도가 떨어져 치료를 받는 도중 타 치과로 옮기거나 일부만 치료받고 진료를 중단하는 경우도 있다. 이러한 구조는 신규 환자가 많아도 매출에 도움이 되지 못한다. 치과는 진료를 잘하는 것도 중요하지만 환자가 처음 내원해서 마지막 진료를 받을 때까지 만족할 수 있도록 관리하는 것이 중요하다. 환자를 위해 치과의 모든 구성원이 최선을 다한다면 환자는 만족도가 높아져 많은 지인들을 소개할 것이다.

토론 주제

1. 실습이나 아르바이트를 했던 치과의 진료시스템과 관련해 개선해야 될 부분이 있습니까?

2. 실습이나 아르바이트를 했던 치과에서 매출 상승을 위해 개선해야 될 부분이 있습니까?

Chapter 14

치과병·의원 의료마케팅

학습목표

1. 치과병 · 의원 의료마케팅의 개념과 목적을 설명할 수 있다.
2. 온라인 마케팅의 목적과 특성을 설명할 수 있다.
3. 오프라인 마케팅의 목적과 특성을 설명할 수 있다.

Chapter 14

치과병·의원 의료마케팅

1 마케팅이란?

고객이 있는 곳을 '시장'이라고 한다. 고객들은 그들만의 특정한 니즈(needs)를 가진다. 니즈란 고객이 가지는 욕구를 말한다. 마케팅에서 고객들이 원하는 것(wants)과 가지고자 하는 욕구(needs)는 다르게 규정하는데 단순히 원하는 것을 가지고 싶게 만드는 것이 마케팅이라고 할 수 있다. 이러한 마케팅을 실행할 때 의료시장에서는 고객을 공략하는데 있어 양(quantity)이 아닌 질(quality)을 추구해야 한다.

마케팅을 하려면 고객에게 판매로 이어질 수 있도록 고객과 시장에 접근해야 하는데 이때 마케팅의 기본개념과 여러 과정에 대한 이해가 필요하다.

1) 마케팅 믹스(Marketing mix) : 4P

(1) Product : 의료서비스 제품, 서비스(product, service)

의료는 의료 자체를 고객에게 전달하는 것인데 의료만 단독으로 환자에게 제공되는 것이 아니라 서비스와 함께 제공된다는 특징을 가진다. 그래서 의료를 의료서비스라고 한다. 환자는 진료에 대한 종류와 품질, 또는 병원의 진료스타일, 치료 후의 관리 서비스 등을 가지고 의료서비스 제품을 판단하게 된다. 의료서비스 상품이라는 특징 때문에 의료기관이 환자를 선택하는 것이 아니라 환자가 의료기관을 선택하게 된다. 환자가 의료기관의 진료 결과에 만족하여 계속적으로 찾게 만들어야 하므로 지속적이며 포괄적인 소비자 중심적 의미가 포함되어 있다고 할 수 있다.

(2) Price : 의료서비스 가격

의료서비스를 제공받는 환자는 병원에 진료비용을 지불해야 한다. 우리나라는 정부가 의료수가를 통제하고 있기 때문에 병원마케팅에 있어서 가격이 마케팅의 주된 방법은 아니지만 비보험 수가의 경우에는 의료기관에 따라 차이가 많은 경우가 많다. 의료서비스 가격을 높게 책정하면 적은 환자를 대상으로 시간을 많이 할애하여 질 높은 서비스를 제공할 수 있다는 장점이 있고 의료서비스 가격을 낮게 책정하면 환자에게 많은 시간을 투자하여 진료하기 어려울 수 있다. 의료시장에서 경쟁이 심해지면서 가격적인 면에서 경쟁력을 높이려는 경우가 있는데 적정한 의료서비스 가격을 책정하여 환자도 만족하고 진료의 질도 유지하는 병원정책이나 시스템을 갖추는 것이 경쟁력 있는 방법이라고 할 수 있겠다.

(3) Place : 의료서비스 접근경로, 장소 및 유통(Channel, access and delivery)

유통경로는 똑같은 진료서비스라도 효율적으로 제공하는 활동을 말한다. 일반적인 물건에 비해 의료서비스는 광고가 제한되어 있고 진료를 할 수 있는 독립된 공간이 있어야 한다는 특징을 가진다. 병원의 위치는 환자들이 병원을 선택하는 데 있어 중요한 요인 중 하나이다. 병원의 위치뿐만 아니라 환자가 진료를 기다리는 대기시간이나 진료시간의 배분 등도 이 개념에 포함된다.

최근에는 의료시장에서도 유통경로에 있어 급격한 변화가 일어나고 있다. 인터넷의 발달로 생산자와 소비자 간의 정보 전달이 많아졌으며 환자는 병원을 결정할 때 온라인 정보를 많이 이용하게 되었다.

(4) Promotion : 의료서비스 촉진

의료서비스가 필요한 잠재고객에게 정보를 제공하거나 설득하는 것이 의료서비스 촉진이라고 할 수 있다. 잠재고객은 아직 의료서비스를 이용하지는 않았지만 앞으로 의료서비스를 이용할 의사가 있는 고객을 의미한다. 이러한 의료서비스 촉진은 외부적 요소인 광고를 의미하지만 병원 내부에서 이루어지는 내부적 활동도 여기에 해당된다. 치료동의율을 높이기 위하여 환자에게 충분한 정보를 제공하며 환자를 교육하는 것이 필요하다. 의료서비스는 신기술과 새로운 재료가 계속 개발되고 논문이나 학술발표 등으로 계속적인 발전을 거듭하고 있기 때문에 치과위생사는 지속적으로 진료에 대한 학문적 노력을 게을리 하지 않도록 하여 병원과 개인의 브랜드 가치를 높이도록 노력한다.

2) STP(Segmentation, Targeting, Positioning)

(1) Segmentation : 세분화

시장을 세분화하는 활동은 정확한 표적시장을 위해 필요하다. 예를 들어 교정환자나 소아환자, 노인환자를 세분화하여 그 환자들에게 차별화된 의료서비스를 제공할 수 있다.

(2) Targeting : 표적시장

표적시장은 가장 효과적으로 공략할 수 있는 시장을 선정하는 것을 말한다. 한의원 같은 경우는 나이가 많은 환자가 많이 이용하는데 '어린이 한의원' 같은 경우 기존 의료 시장에 없었기 때문에 표적시장을 어린이 한의원으로 단일 세분화된 시장에 집중할 수 있다. 이러한 과정을 통해 병원의 목표를 새롭게 정하고 미래에 이용 가능한 의료수요를 고려하여 잠재적인 고객을 창출할 수 있다.

(3) Positioning : 포지셔닝

의료 마케팅에 있어 고객들이 가지는 그 병원에 대한 이미지는 중요하다. 마케팅 시에 소비자의 마음 속에 각인시키고자 하는 이미지를 정하고 효과적으로 병원이미지를 각인할 수 있도록 한다.

2 치과병 · 의원의 마케팅

치과병 · 의원의 경영 환경은 급속한 기술혁신의 발달과 고도의 정보화로 인해 급속도로 변화하고 있다(그림 14-1). 병원의 외적 환경이 변화함에 따라 마케팅에 대한 중요성도 커지고 있다. 치과병 · 의원도 계속 증가하고 있는 추세로 서울지역의 치과의사 수는 2012년 6,565명, 2017년 7,118명, 2022년 7,511명(출처 : 2022년 치과의료연감)으로 서울지역 치과의사 수는 대한민국 전체 치과의사 수의 30%에 근접하고 있다. 서울 인구가 많기도 하지만 주로 1개의 지하철역을 기준으로 적게는 몇 개 많게는 수십 개의 치과병 · 의원들이 개원 중이다. 이러한 상황에서 환자가 스스로 치과를 찾아오는 시기는 지났다고 할 수 있다. 역세권 중심에 있는 치과들은 다양한 마케팅을 활용해 병원 매출을 올리고 있다. 의료법 제56조 제1항에 따르면, 의료광고는 '의료기관 개설자', '의료기관의 장' 또는 '의료인'이 아닌 자는 할 수 없다. 따라서 의료광고에 의료기관 명칭이 확인되지 않는다면 불법 의료광고에 해당될 수 있다.

정상적인 의료광고에서는 의료기관 명칭과 연락처가 기재되어 있어야 하며, 의료기관 내원 전에 환자 개인의 연락처를 요구하지 않는다.

또한 매체를 이용해 의료광고를 할 경우 미리 협회 의료광고심의의원회로부터 심의를 받아야 하며 심의받은 의료광고는 심의번호가 발급된다. 따라서 의료광고에는 심의번호를 기재하도록 되어 있다.

심의를 받지 않았거나 심의받은 내용과 다른 내용의 광고를 한 경우, 의료기관은 1차 위반 시 '경고', 2차 위반 시 '업무정지 15일', 3차 위반 시 '업무정지 1개월'의 행정처분을 받게 된다.

현재 치협 의료광고심의위원회는 국민들이 불법 의료광고에 대한 경각심을 가질 수 있도록 관련 내용을 카드 뉴스로 제작해 홍보하고 있으며, 치협 페이스북에서 확인할 수 있다(그림 14-2). 이 장에서는 병원에서 환자 유치를 위해 사용하고 있는 온라인 마케팅, 오프라인 마케팅 대해 살펴보기로 한다.

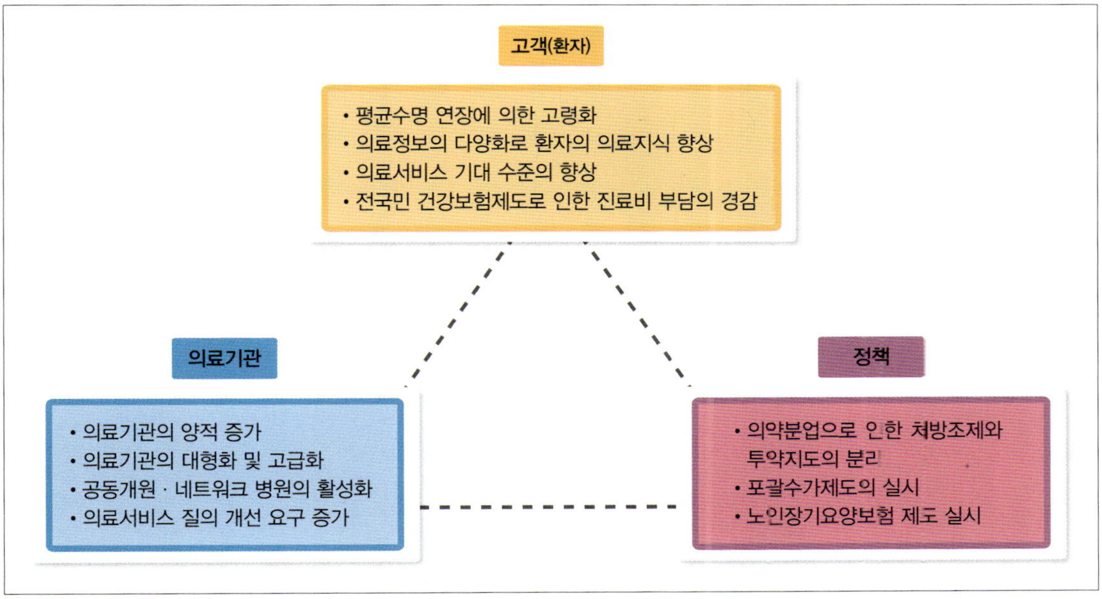

그림 14-1 의료기관의 환경 변화

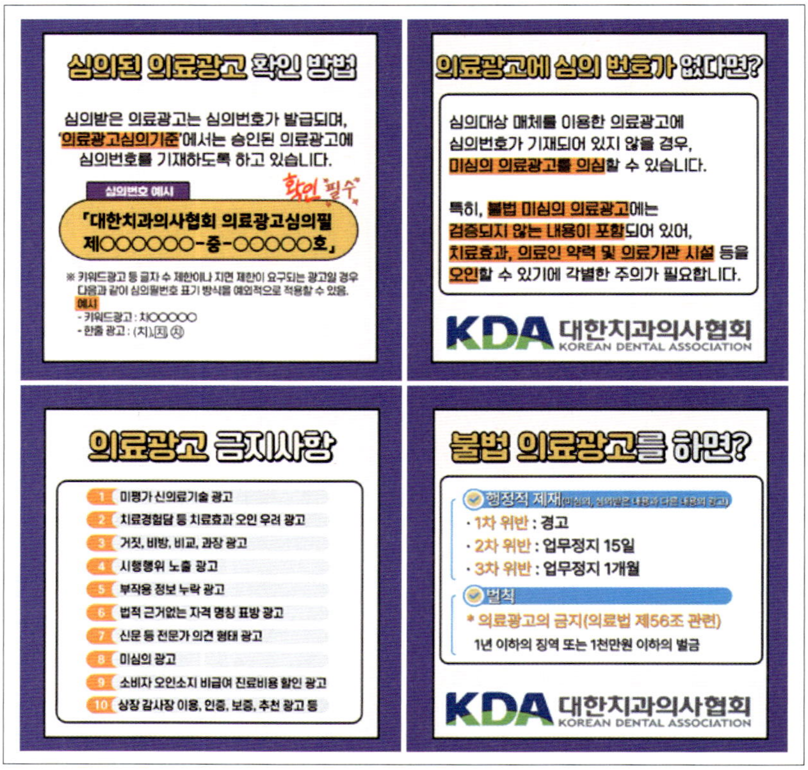

그림 14-2 의료광고

3 온라인 마케팅

최근 의료자원의 불균형, 낮은 의료수가, 의료인력 수급 부족, 의료기관의 수도권 집중현상 등은 병원 경영을 더욱 어렵게 만든다. 급변하는 사회환경에서 환자의 요구에 적절하게 대응하지 못한다면 안정된 병원 운영은 어려울 것이다. 불과 몇 년 전만 하더라도 병원을 찾을 때 PC를 검색해서 병원 위치와 치료 후기를 확인하고 병원에 내원했었다. 하지만 모바일 매체가 발달하면서 PC 사용이 줄고 대부분 모바일 환경에 맞는 온라인 마케팅이 주류를 이루고 있다.

실제로 병원에 내원하는 환자의 유입 경로를 조사해 보면 다수의 환자들이 모바일 기기를 통해 정보를 얻어 내원한다. 하지만 병원 입장에서는 PC와 모바일 두 가지를 병행할 수 밖에 없다.

어느 한 곳만 선택하게 되면 마케팅의 범위가 제한되므로 신환 창출이나 매출에 영향을 받기 때문이다. 이러한 필요를 만족시킬 수 있는 구체적인 마케팅 방법에 대해서 알아보도록 하자.

1) 홈페이지 마케팅

과거 치과병·의원의 홈페이지는 단순히 병·의원의 위치나 진료시간을 확인할 수 있는 정도였다면 최근 치과병·의원의 홈페이지에서는 병·의원의 철학, 이디지, 환자 고객의 관심을 끌 수 있는 각종 이벤트 등 다양한 정보를 얻을 수 있다(그림 14-3).

환자가 웹사이트 검색 후 홈페이지에 접속하게 되면 병·의원을 직·간접적으로 체험할 수 있고, 홈페이지 정보를 통해 병원을 신뢰하게 된다. 최근에는 PC 홈페이지보다 모바일 홈페이지 제작에 신경을 쓰고 있다. 이렇듯 병·의원의 첫인상이 될 수 있는 홈페이지를 병원 실정에 맞게 잘 활용하는 방법을 찾아야 할 것이다.

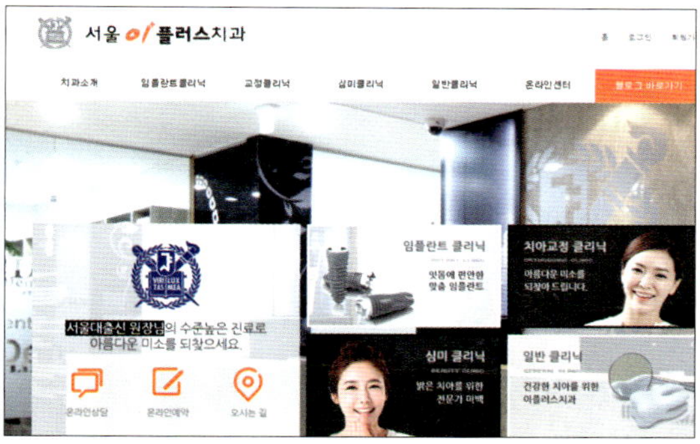

과거

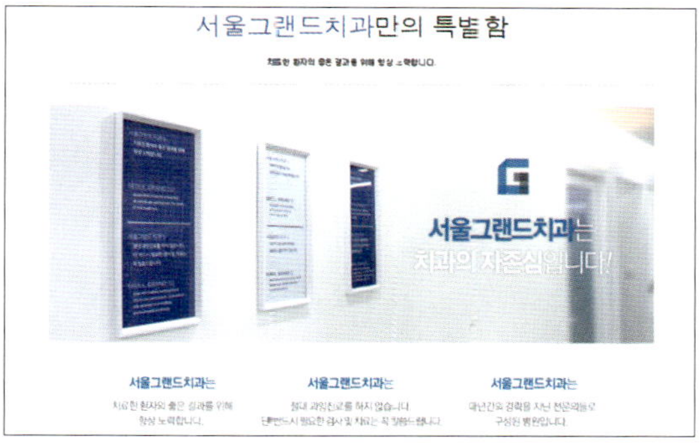

현재

그림 14-3 **홈페이지 마케팅의 변화**

2) 포털사이트 마케팅

환자가 치과병·의원을 방문하게 되는 경로를 조사해보면 매우 다양하다는 알 수 있는데, 집이 가까워서, 간판을 보고, 지인 소개로 등 오프라인 유입 경로를 제외하면 대부분 온라인 포털사이트를 통해 병·의원에 내원하는 경우가 많다. 네이버, 다음, 네이트 등 다양한 포털사이트가 존재하지만 네이버의 비중이 가장 커서 네이버를 통해 유입되는 환자가 많다(그림 14-4). 과거에는 네이버 비중이 지금처럼 크지 않았지만 현재는 치과병·의원뿐만 아니라 다른 병원들도 네이버를 통해 홍보하는 경우가 많다. 하지만 포털사이트를 통한 마케팅의 부작용도 있다. 치료 후기가 광고 업체에 의해 작성되는 경우가 많고, 연관검색어, 블로그, 카페, 지식 iN 등에 쓰여진 내용들도 실제 후기보다는 광고성 글이 대부분인 경우가 많다. 의료행위의 특성상 물건을 파는 것이 아니기 때문에 그야말로 진정성 있는 홍보가 필요하다.

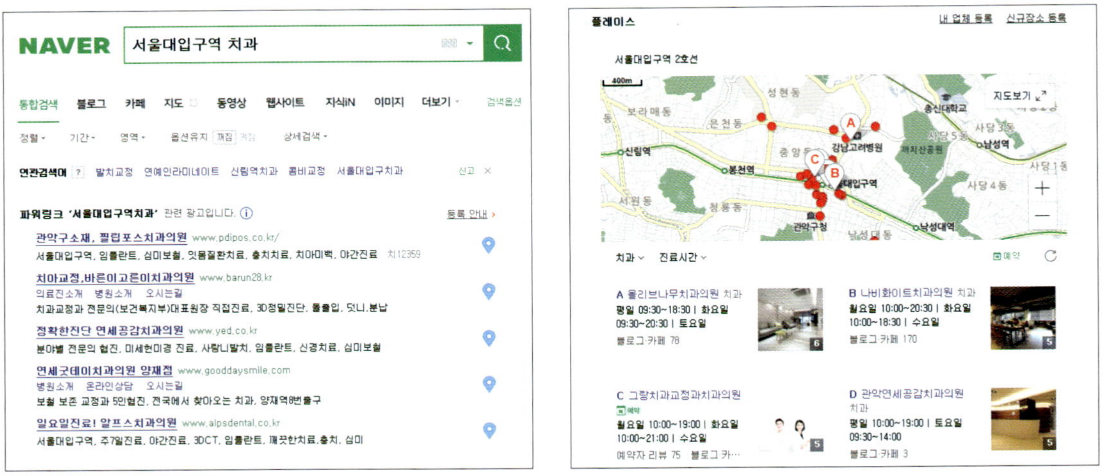

그림 14-4 포털사이트를 통한 마케팅

① 연관 검색어

사업장과 연관성이 있고 검색량이 많은 키워드에 업체의 상호명 또는 상품 등을 연관 검색어 파트에 노출시킨다.

● 연관 검색어 효과

- 많이 검색되는 키워드에 자연스럽게 노출시켜 사용자에게 접근이 용이하다.
- 예비 고객들에게 보다 공격적인 광고가 가능하다.

② 블로그

공식 블로그 또는 리뷰성 블로그를 활용하여 병 · 의원의 정보 또는 병 · 의원의 상품이나 서비스 등의 리뷰성 글을 활용하여 알린다.

● 블로그 효과

- 친근한 이미지로 소비자들과 소통할 수 있는 공간이 된다.

- 기업의 일상 또는 행사 등을 자연스럽게 노출시킬 수 있다.
- 홈페이지 대신 활용할 수 있다.

③ 카페

공식 카페 제작 및 관리 또는 타 카페 활동을 통해 기업의 서비스 또는 상품을 알릴 수 있다.

● 공식 카페의 효과

- 홈페이지를 대신하여 활용할 수 있다.
- 커뮤니티 활성화를 통해 해당 브랜드 이미지를 구축할 수 있다.
- 카페 활동을 통해 소비자와 소통할 수 있다.

● 타 카페 활동의 효과

- 리뷰성 글을 통한 노출과 함께 해당 카페의 회원들에게 자연스럽게 정보를 전달할 수 있다.
- 치과병 · 의원의 서비스 또는 상품에 맞는 타겟에 보다 직접적으로 다가갈 수 있다.

④ 지식 iN

치과병 · 의원의 서비스 또는 상품과 관련된 키워드에 해당 내용을 설명하거나 리뷰 형식으로 노출시킬 수 있다.

● 지식 iN의 효과

- 실제 상품 또는 서비스에 대한 궁금증이 있는 것처럼 유도하여 자연스러운 광고 효과를 얻을 수 있다.
- 해당 상품 또는 서비스의 강점을 자연스럽게 서술하여 소비자들의 공감대를 형성할 수 있다.
- 공격적인 마케팅이 가능하다.

3) 언론보도 마케팅

포털사이트에서 '지하철 ○○입구역 치과'를 검색하면 ○○뉴스에서 ○○치과를 홍보하는 기사 글을 어렵지 않게 볼 수 있다. 기사 글의 제목도 '사랑니는 구강외과 전문의에게 의뢰해야 한다.'라고 적혀 있다. 치과 지식이 없던 환자들한테는 유익한 글이라고 생각할 수 있지만 다른 한편으로는 병원 홍보 글이라는 것을 모르고 해당 병원을 찾는 경우가 많을 것이다. 의료 분야는 예전이나 지금이나 광고에 대한 제약을 많이 받고 있다. 하지만 최근에는 온라인 신문기사를 통해 병원 정보를 간접적으로 접할 수 있게 하여 환자들에게 정보를 노출하고 그 기사를 본 환자들이 병원에 유입될 수 있도록 하고 있다.

4) 소셜 네트워크 서비스(SNS) 마케팅

스마트폰에서 '○○역 치과'를 검색하고 얼마 지나지 않아 환자가 사용하는 SNS를 확인해 보면 '○○병원'이 새로운 친구로 등록되어 있는 경우가 있다. 해당 병원을 클릭해 보면 스마트폰으로 검색했던 ○○역 인근 치과인 것을 확인할 수 있고 거기에는 병원 홈페이지 링크와 다양한 이벤트가 홍보되고 있다.

예를 들어 이수역 근처에서 검색을 했는데 타 지역 치과가 친구로 등록되었다면 그 치과는 여러 지역에서 광고하고 있는 것이다. 이렇듯 온라인상에서 환자의 데이터를 이용한 마케팅 종류가 빠른 속도로 증가하고 있고, 온라인 마케팅의 패러다임 변화에 따라 치과계도 같이 변화하고 있다. 환자가 병원에 내원하게 되는 경로를 잘 파악해서 병원 매출 증가에 도움이 될 수 있도록 한다.

Tip 치과에 필요한 온라인 마케팅 포인트

① 온라인 광고 시 의료법 광고 심의를 거쳐서 진행해야 한다.
② 타병원에서 쓰고 있는 문구나 아이템이 중복되어 있는지 확인해야 한다.
③ 시대에 흐름에 맞는 새로운 미디어 마케팅 방법을 모색해야 한다.
④ 시즌과 비시즌의 마케팅 전략을 세워서 진행한다.
⑤ 클릭률에 따른 내원환자 수를 파악하고 피드백한다.

4 오프라인 마케팅

치과의료 시장은 이미 공급자(치과) 중심에서 소비자(환자) 중심으로 변화하고 있다. 따라서 소비자 중심의 마케팅 전략과 의료의 질 향상이 필요하다.

오프라인 마케팅 전략을 수립하기 위해서는 병원의 특성을 정확히 파악하고 차별화된 마케팅 방법을 이용해 소비자에게 접근해야 한다. 주거 인구가 많은 지역, 회사가 많은 지역, 대학교나 기관이 모여 있는 지역 등 위치에 따라 이들 자원들을 효과적으로 활용할 수 있는 차별화된 전문적인 마케팅이 필요하다.

1) DM 마케팅

전단지 광고부터 편지글을 이용한 서신 형태의 마케팅 그리고 아파트 게시판을 이용한 마케팅 등이 있다. 아파트 게시판을 이용한 마케팅은 병원 오픈 홍보부터 월별로 진행되는 이벤트를 소개할 수 있는 장점 등이 있다. 하지만 일부 아파트에서는 광고 자체를 거부하는 경우도 있다. 서신 형태의 마케팅은 병원 관계자가 병원과 관련된 내용을 상세히 기술해서 단순 전단지 광고 느낌이 아닌 정성들여 쓴 편지글 형태로 마케팅을 하는 방법이다(그림 14-5).

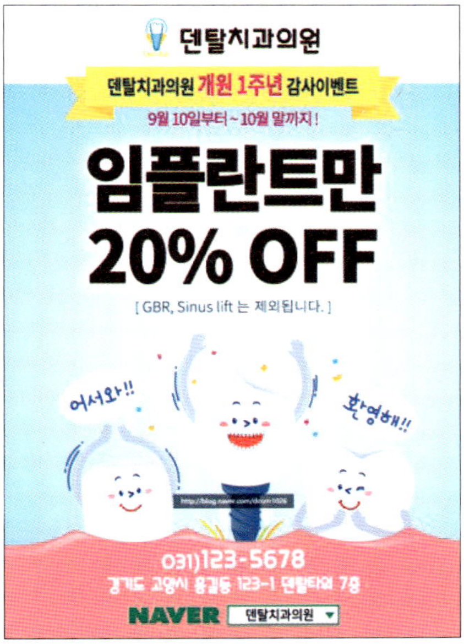

전단지

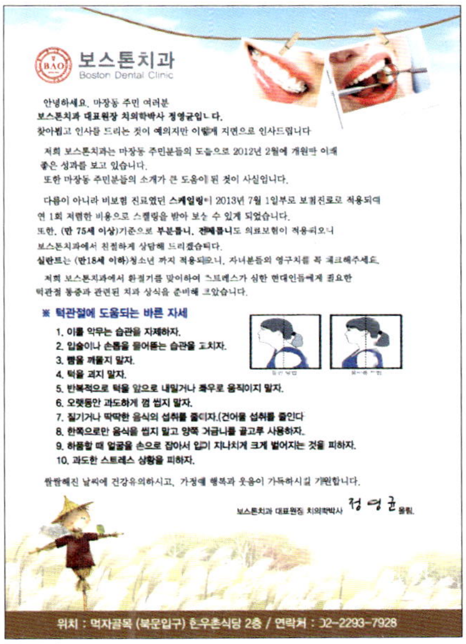
보스톤치과
Boston Dental Clinic

안녕하세요. 마장동 주민 여러분
보스톤치과 대표원장 치의학박사 정영균입니다.
찾아뵙고 인사를 드리는 것이 예의지만 이렇게 지면으로 인사드립니다

저희 보스톤치과는 마장동 주민분들의 도움으로 2012년 2월에 개원하여 이제
좋은 성과를 보고 있습니다.
또한 마장동 주민분들의 소개가 큰 도움이 된 것이 사실입니다.

다름이 아니라 비보험 진료였던 스케일링이 2013년 7월 1일부로 보험진료로 적용되어
연 1회 저렴한 비용으로 스케일링을 받아 보실 수 있게 되었습니다.
또한, (만 75세 이상)기준으로 부분틀니, 전체틀니도 의료보험이 적용되오니
보스톤치과에서 친절하게 상담해 드리겠습니다.
실란트는 (만18세 이하)청소년 까지 적용되오니, 자녀분들의 영구치를 꼭 체크해주세요.

저희 보스톤치과에서 환절기를 맞이하여 스트레스가 심한 현대인들에게 필요한
턱관절 통증과 관련된 치과 상식을 준비해 보았습니다.

※ 턱관절에 도움되는 바른 자세

1. 이를 악무는 습관을 자제하자.
2. 입술이나 손톱을 물어뜯는 습관을 고치자.
3. 빨을 깨물지 말자.
4. 턱을 괴지 말자.
5. 반복적으로 턱을 앞으로 내밀거나 좌우로 움직이지 말자.
6. 오랫동안 과도하게 껌 씹지 말자.
7. 질기거나 딱딱한 음식의 섭취를 줄이자.(건어물 섭취를 줄인다
8. 한쪽으로만 음식을 씹지 말고 양쪽 어금니를 골고루 사용하자.
9. 하품할 때 얼굴을 손으로 잡아서 입이 지나치게 크게 벌어지는 것을 피하자.
10. 과도한 스트레스 상황을 피하자.

쌀쌀해진 날씨에 건강유의하시고, 가정에 행복과 웃음이 가득하시길 기원합니다.

보스톤치과 대표원장 치의학박사 정영균 올림.

위치 : 먹자골목 (북문입구) 한우촌식당 2층 / 연락처 : 02-2293-7928

편지글

그림 14-5 다양한 DM 마케팅

2) 버스 · 지하철 광고

버스 광고는 주로 아파트 단지를 대상으로 한다. 마을버스나 간선 · 지선 버스를 이용한 광고 방법이다. 버스의 내부나 외부의 눈에 잘 띄는 곳에 광고판을 부착해서 홍보하는 방법이 있고(그림 14-6), 버스가 정류장에 하차하기 1분 전에 병원 소개를 하는 버스 음성 광고도 있다.

지하철 광고는 지하철 출입구 인근에 포스터를 붙여 병원을 홍보하는 경우가 대부분이다(그림 14-7). 무심코 지나칠 수 있지만 자주 보게 되면 병원을 선택하는 데 어느 정도 영향을 끼칠 수 있을 것이다. 하지만 버스나 지하철 광고는 광고료 단가도 비싸고 의료광고 심의를 거쳐야 하는 번거로움이 있다.

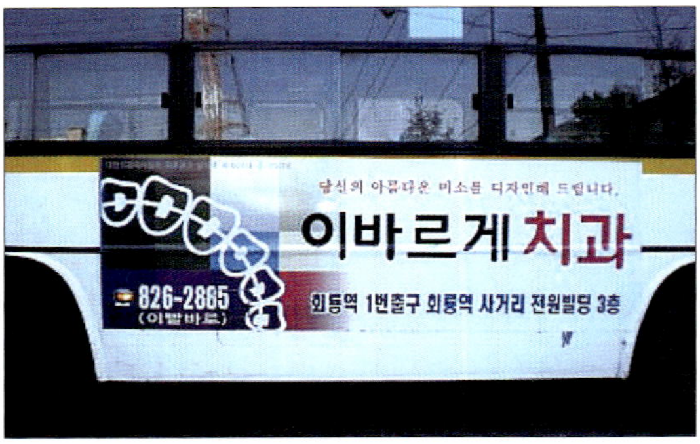

그림 14-6 버스 광고

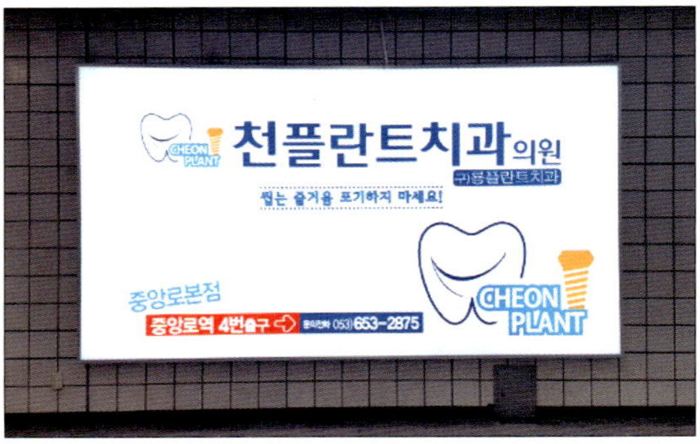

그림 14-7 지하철 광고

3) 제휴 마케팅(기업협약)

공공기관 및 기업 등을 대상으로 한 제휴 마케팅은 병원에 안정적인 매출과 지역사회의 치과 의료 발전에 기여할 수 있다(그림 14-8). 기업 제휴 마케팅을 위해서는 가격 책정 요소와 서비스를 차별화해야 하는데, 병원 측에서는 환자 의뢰 시 환자가 불편해하지 않도록 편의를 제공해야 하며, 회사 측에서는 무리한 요구가 없도록 양측 간 충분한 사전 협의가 바탕이 되어야 한다.

협력병원 결연증서

○○ 축산물시장 우육협회

본원은 지역사회 의료 발전과 환자의 적절한 치료를 위하여 ○○ 축산물시장 우육협회와 협력병원을 체결함에 따라 결연증서를 드립니다.

2010년 0월 00일

○○ 치과 대표원장 ○ ○ ○

○○ 축산물시장 우육협회 회장 ○ ○ ○

그림 14-8 협회와의 제휴 마케팅

4) 내부 마케팅

온라인 · 오프라인 마케팅도 중요하지만 병원의 내실을 키워야 한다. 그러기 위해서는 의료서비스의 질을 향상시키고, 우수한 의료 인력의 확보, 최신 의료장비의 확충, 환자 중심의 의료환경이 구축되어야 할 것이다. 또한 환자의 내원부터 진료비 영수에 이르기까지 체계적인 환자 매뉴얼이 필요하며 마케팅 과정에서 발생하는 민원 처리 능력도 필요하다. 중요한 것은 마케팅을 통한 환자 유치에서 끝나지 않고 전문화되고 특성화된 병 · 의원의 진료 철학이 있어야 할 것이다.

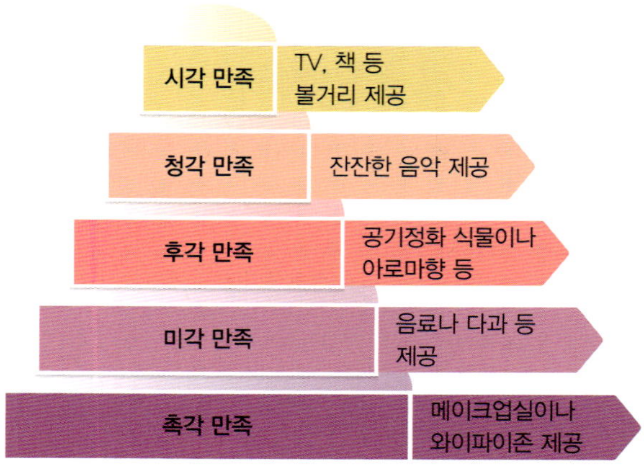

그림 14-9 **치과의 오감만족 서비스**

토론 주제

실습이나 아르바이트를 했던 치과에서 필요하다고 생각되는 마케팅 방법을 선정해서 토론하시오.

Chapter 15

치과병·의원 세무

학습목표

1. 4대 보험의 목적과 특성을 설명할 수 있다.
2. 퇴직금의 개념과 산정기준을 설명할 수 있다.
3. 치과의 고정성 지출과 비고정성 지출을 설명할 수 있다.

Chapter 15

치과병 · 의원 세무

1 4대 보험

치위생(학)과를 졸업한 학생들이 구직 활동을 하는 과정에서 고려할 사항은 여러 가지가 있는데 그 중 하나가 4대 보험이다. 4대 보험에는 국민연금보험, 국민건강보험, 고용보험, 산재보험이 있다(그림 15-1). 법정 최저임금의 인상으로 인한 인건비 부담으로 사업장에서 기본급을 낮춰서 신고하는 경우도 있고, 신입 치과위생사 채용 시 세금을 절세하기 위한 방법으로 4대 보험 가입(매월 1일)을 미루는 경우가 있어 퇴직 후 경력기간이나 보험료 납입금액이 실제 근무일수와 일치하지 않는 경우가 많다. 이러한 상황 속에서 사회 초년생인 신입 치과위생사들이 4대 보험에 대한 배경 지식이 없다면 여러 가지 불이익을 당할 수 있다. 여기에서는 치과병 · 의원에서 적용하는 4대 보험의 개념과 신고일 및 국민연금 신고액 등에 대해 살펴보기로 한다.

1) 4대 보험의 개념

4대 보험이란 근로자의 권익을 보호하기 위한 국가제도로서 선택가입이 아닌 의무가입인 사회보험이다. 근로자가 1명 이상인 사업장은 반드시 의무가입을 해야 한다(단, 한 주에 근로시간이 15시간 미만 근로자는 의무가입 대상에서 제외).

현재 우리나라 사업장(치과병 · 의원)에서 시행 중인 '4대 사회보험제도'는 직장인을 대상으로 질병, 사고, 실업 등으로 인한 경제활동 능력의 상실과 소득의 감소가 발생하였을 때 보험방식에 근거해 보장하고, 보장받는 제도이다.

4대 보험에는 국민건강보험, 국민연금보험, 산재보험, 고용보험이 있다(그림 15-1).

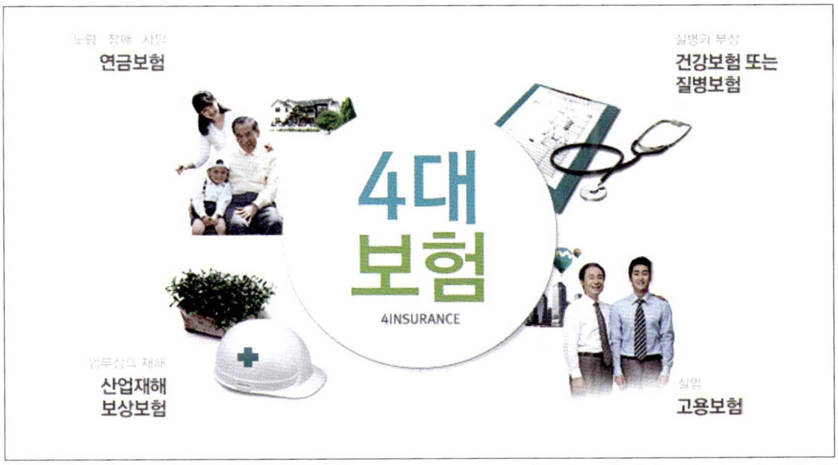

〈출처 : 4대 사회보험 정보 연계선터〉

그림 15-1 **4대 보험의 종류**

(1) 국민건강보험

국민건강보험은 국민의 질병, 부상에 대한 예방, 진단, 치료, 재활 및 출산, 사망 그리고 건강증진에 대하여 보험서비스를 제공하는 사회보장제도이다. 국민들이 매월 보험료를 국가에 납부하면 그것을 적립해 두었다가 질병이나 부상 등으로 치료해야 하는 경우가 발생했을 때 진료비의 일부를 납부해 주는 제도이다.

(2) 국민연금보험

국민 개개인이 소득 활동을 할 때 납부한 보험료를 기반으로 하여, 정년퇴직을 하거나 갑작스런 사고나 질병으로 장애를 입거나 사망함으로써 소득활동이 중단된 경우에 본인이나 유족에게 연금을 지급함으로써 기본생활을 유지할 수 있도록 하는 제도이다.

● 국민연금 급여액 산정법

연금액 = 기본연금액 × 연금종별 지급율 + 부양가족연금액

(3) 산재보험

산재보험이란 산업재해(업무상 재해 · 부상 · 질병 · 사망)를 당한 근로자와 그 가족의 생활을 보장하기 위한 보험으로, 사업주의 근로기준법상 재해보상 책임을 보장하기 위하여 국가가 사업주로부터 소정의 보험료를 징수하며 그것을 재원으로 하여 산업재해를 당한 근로자에게 보상을 해주는 제도이다.

산재보험의 보험료는 사업주가 전액 부담하며 산재보험 급여는 근로자의 연령, 직종, 근속 기간 등의 여러 조건을 고려하지 않고 근로자의 평균임금을 기초로 산정하여 지급된다. 재해보상과 관련하여 이의신청이 있는 경우를 위해 심사 및 재심사청구제도를 운영한다.

(4) 고용보험

근로자와 사업주가 공동 부담하는 기금으로 실업 예방, 고용 촉진 및 실직 근로자의 생활안정과 재취업을 지원하기 위하여 국가에서 일정 기간 급여를 지급하는 사회보험 제도이다.

원래 전통적인 실업보험제도는 실직된 근로자의 생활안정을 위하여 실업급여를 지급하는 소극적 노동시장정책으로 도입되었으나, 고용보험제도는 실직근로자의 생활안정과 함께 고용 촉진 및 실업 예방을 목적으로 하는 적극적 노동시장정책으로 전환되어 다양한 보험사업이 시행되고 있다.

2) 4대 보험의 산정방식

4대 보험을 산정하는 방식은 표 15-1과 같다. 또한, 그림 15-2와 같이 4대 보험료 모의계산 툴을 이용하면 손쉽게 자신의 보험료를 산정해 볼 수 있다.

표 15-1 4대 보험 산정방식

구분	국민연금보험	국민건강보험	고용보험	산재보험
목적	소득 보장	질병 치료	고용 안정	산업재해 보상
가입대상	18세 이상 60세 미만인 사용자와 근로자	모든 근로자 및 사용자	65세 미만 근로자	모든 근로자
자격취득일	입사일			
자격상실일	퇴직일의 다음달			
보험료	9% • 사용자 : 4.5% 부담 • 근로자 : 4.5% 부담	6.46% • 사용자 : 3.23% 부담 • 근로자 : 3.23% 부담 (장기요양보험료 : 건강보험료의 8.51% 부담)	1.85% • 사용자 : 1.05% 부담 [실업급여 부담금(0.8%) + 고용안정직능개발 부담금(0.25%)] • 근로자 : 0.8% (실업급여 부담금) (150인 미만의 사업장)	0.75% • 사용자 : 0.75% (치과병 · 의원) • 사용자가 모두 부담 (사업종류별로 고용노동부장관이 매년 결정 · 고시)
보험료 부과	자격 취득일의 다음 달부터 부과 · 징수 (단, 매월 1일에 자격취득 시 취득 월부터 부과 · 징수)		근무 개시일이 속하는 달부터 부과 · 징수(단, 월 중 입사 시 근무일수에 따라 일할 계산하여 부과 · 징수)	
보험료 정산	없음	퇴직 시점에 정산	연말정산(다음 년도 보수총액 신고 시 정산)	

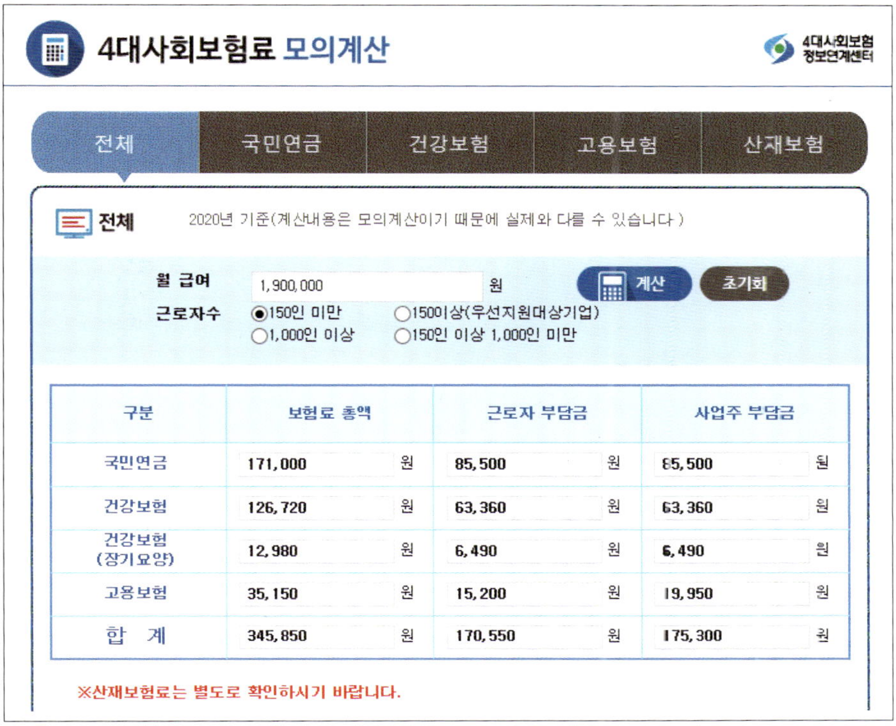
4대사회보험료 모의계산
4대사회보험 정보연계센터
전체
국민연금
건강보험
고용보험
산재보험
전체
2020년 기준(계산내용은 모의계산이기 때문에 실제와 다를 수 있습니다)
월 급여
1,900,000 원
계산
초기화
근로자수
150인 미만
150이상(우선지원대상기업)
1,000인 이상
150인 이상 1,000인 미만
구분 | 보험료 총액 | 근로자 부담금 | 사업주 부담금
국민연금 | 171,000 원 | 85,500 원 | 85,500 원
건강보험 | 126,720 원 | 63,360 원 | 63,360 원
건강보험 (장기요양) | 12,980 원 | 6,490 원 | 6,490 원
고용보험 | 35,150 원 | 15,200 원 | 19,950 원
합 계 | 345,850 원 | 170,550 원 | 175,300 원
※산재보험료는 별도로 확인하시기 바랍니다.

그림 15-2 4대 보험료 모의계산

● 입사 시 4대 보험 관련 유의사항

월급이 200만 원인 경우, 1일 입사한 직원과 2일 이후 입사한 직원의 보험료 차이는 다음과 같다(단, 병원 사정에 따라 2월 이후 입사자도 입사한 달에 4대 보험을 정산해주는 경우가 있다).

구분	보험종류	8월	9월	10월	11월	12월	합계
8월 1일 입사자	국민연금	90,000원	90,000원	90,000원	90,000원	90,000원	450,000원
	건강보험	64,600원	64,600원	64,600원	64,600원	64,600원	323,000원
8월 2일 입사자	국민연금	–	90,000원	90,000원	90,000원	90,000원	360,000원
	건강보험	–	64,600원	64,600원	64,600원	64,600원	258,400원

※ 국민연금 : 2,000,000원 × 4.5% = 90,000원
건강보험 : 2,000,000원 × 3.23% = 64,600원

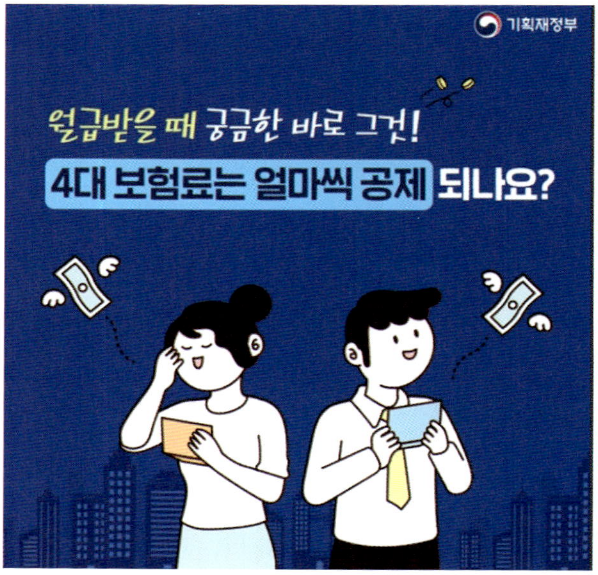
기획재정부
월급받을 때 궁금한 바로 그것!
4대 보험료는 얼마씩 공제 되나요?

2 퇴직금

1) 퇴직금의 개념

퇴직금이라 함은 근로자가 1년 이상 계속 근로를 제공하고 퇴직하는 경우에 지급하는 것으로, 사용자가 근로자의 근로 제공에 대한 임금 일부를 지급하지 아니하고 축적하였다가 이를 기본 재원으로 하여 근로자가 퇴직할 때 일시금으로 지급하는 것을 말한다.

퇴직금의 법정 최저한도 = 1일 평균임금 × 30일 × 계속근로연수

2) 퇴직금의 산정기준

퇴직금은 퇴직 시를 시점으로 평균임금을 계산해서 퇴직금의 산정기준으로 한다. 평균임금이란 퇴직 사유 발생일 이전 3개월간 근로자에게 지급된 임금 총액을 그 기간의 총 일수로 나눈 금액이다.

참고로 통상임금이란 근로자에게 정기적, 일률적으로 소정 근로 또는 총 근로에 대하여 지급하는 시간급, 일급, 주급, 월급 금액을 말한다(단, 계속 근로기간이 1년 미만인 근로자, 4주간을 평균하여 1주간의 소정 근로시간이 15시간 미만인 근로자에 대하여는 그렇지 않음).

3) 퇴직금의 지급

퇴직금은 퇴직 사유가 발생한 날로부터 14일 이내에 근로자에게 지급해야 한다. 단, 특별한 사정이 있는 경우 사용자와 근로자 간의 합의에 따라 그 지급일을 연장할 수 있다.

4) 퇴직금 중간정산

급하게 목돈이 필요할 경우 회사에 퇴직금의 중간정산을 신청할 수 있다(근로자 퇴직금 급여보장법 제3조). 하지만 합법적 사유없이 퇴직금 중간정산을 요구하면 불법으로 간주하고 있다. 연봉협상 시 퇴직금 지급방법을 반드시 확인해야 한다.

3 치과의 고정성 지출

고정성 지출이란 매출액과 상관없이 고정적으로 지출되는 비용을 가리킨다. 치과의 고정성 지출에는 직원들의 인건비, 임대료, 관리비, 제세공과금, 재료비, 기공료 및 차량유지비, 통신비, 보험료, 복리후생비, 지급이자 등이 있다.

고정성 지출이 많으면 매출 대비 수익이 적어 병원 유지가 어려워질 수 있다. 치과위생사는 병원의 자금 흐름과 수입, 지출에 대한 기본적인 개념을 알아야 한다. 여기에서는 치과 경영에서 기본이 되는 치과의 고정성 지출에 대해 살펴보기로 한다.

1) 인건비(퇴직금 포함)

인건비는 치과의 고정성 지출 중 가장 많은 비중을 차지하는데, 최저임금 인상으로 신입 치과위생사는 물론 경력직 치과위생사들의 인건비도 많이 인상되었다. 직원이 생각하는 인건비는 단순한 급여로 생각할 수 있지만 경영자의 입장에서 보면 4대 보험과 퇴직금 그리고 세금 부분까지 고려해야 하므로 적지 않은 부담이 될 수 있다.

인건비는 기본급, 상여금, 수당, 퇴직금을 포함한 금액으로 비과세 소득을 제외하고 원천징수되는 급여를 말한다.

2) 임대료(관리비)

임대료는 인건비 다음으로 지출이 많은 항목으로 병원을 개원할 때 가장 신경이 쓰이는 부분이다. 고정성 지출에서 임대료는 매우 큰 비중을 차지하여, 임대료가 비싸면 이익 감소와 직결되므로 충분히 검토해서 계약해야 한다.

유동인구가 많고 교통이 편리한 곳일수록 임대료가 비싼 편이며, 관리비는 건물마다 기준이 다르지만 보통 평당(m^2)으로 계산해서 청구된다.

3) 재료비

치과에서 사용하는 재료는 대부분 수입 의약품이 많고 소모성 재료도 대부분 고가의 제품들이다. 이런 소모성 재료들이 잘 관리되지 않는다면 치과를 운영하는 데 있어 큰 손실이 될 수 있다. 재료는 소진되는 시기에 따라 월별로 신청하는 재료, 격주에 한 번씩 신청하는 재료, 그리고 몇 개월에 한 번씩 신청하는 재료로 구분하여 재료가 소진되기 전에 수시로 재고 파악을 해야 한다.

(1) 의약품비

치과용 연고, 도포마취제, 항생제 등의 의약품비를 가리킨다. 향후 치주내과나 구강내과와 같은 분야가 확립되어 약물요법에 의한 내과적 접근이 가능해지면 더욱 증가할 것이다.

(2) 일반 재료비

리머나 파일, 시멘트, 실리콘포인트, 금속, 특히 알지네이트, 러버인상재 등의 소모성 재료는 소진되는 시기를 잘 파악해 두어야 한다. 장기적인 경비 삭감 효과를 고려하여 가격이 저렴할 때 대량 구입해두는 것도 경영에 있어 중요한 요소이다. 다만, 경비로 계산을 할 수 있는 금액은 어디까지나 소비한 금액이기 때문에 재고로 남아 있는 금속이나 임플란트 부속품 등은 경비가 되지 않는다는 점에 유의해야 한다.

(3) 임플란트 (그림 15-3)

임플란트 재료는 크게 임플란트 고정체와 골 이식재 그리고 수술재료 등으로 구분할 수 있다.

① 고정체(fixture)

임플란트 고정체 관리는 수술 전 재고 파악을 하여 수술 당일 고정체가 모자라는 일이 없도록 한다. 수술 전, 환자에게 식립할 임플란트 사이즈를 확인해서 고정체와 골 이식재를 미리 신청하고 수술 중 일어날 수 있는 여러 가지 상황을 미리 대비해야 한다. 자주 사용하는 사이즈의 고정체는 넉넉하게 신청하고 유통기한 날짜를 확인한다. 그리고 수술 중 식립에 실패한 고정체는 포장 용기에 다시 담아 임플란트 회사 영업사원에게 전달하면 새 제품으로 교환이 가능하다.

② 골 이식재, 차폐막

골 이식재는 동종골, 이종골, 합성골 등 다양한 종류가 있다. 상악에 임플란트를 식립할 경우 이식재가 많이 필요할 수 있다. 수술 전에 미리 재고를 파악해서 차질이 없도록 한다.

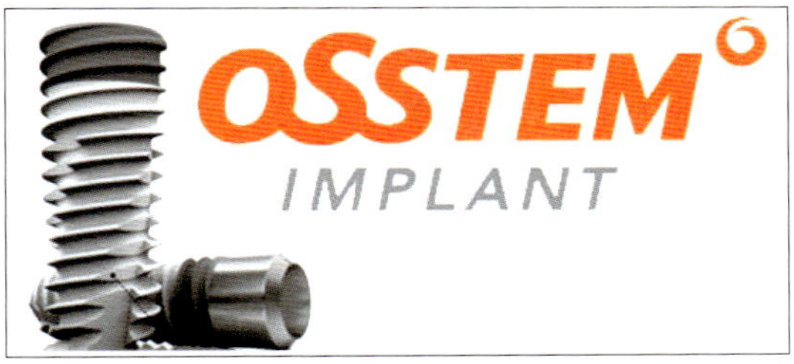

고정체 〈출처 : 오스템 임플란트〉

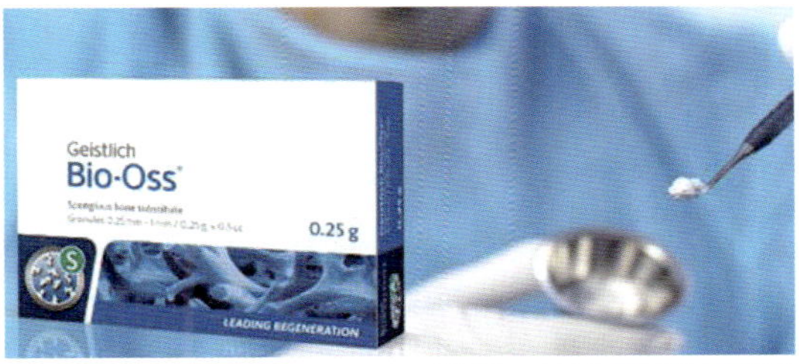

골 이식재 〈출처 : 가이스트리히 코리아〉

그림 15-3 임플란트 재료

(4) 골드(gold) (그림 15-4)

기공을 위한 골드는 치과에 따라 관리 방법이 다를 수 있다. 골드 크타운(gold crown), 골드 인레이(gold inlay) 등 골드가 함유된 기타 보철물 제작 시 골드 관리를 기공소에 일임하는 경우와 보철물을 제작할 때마다 기공소에 골드를 직접 제공하는 경우가 있다. 하지만 대부분의 치과는 일정량을 구매한 후 거래하는 기공소에 일임해서 제작하도록 하고 있다. 매달 골드 소모량을 확인해서 누락되는 골드가 없도록 한다.

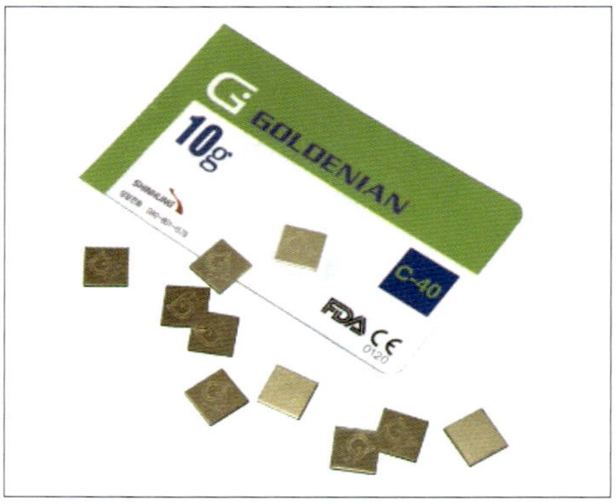

〈출처 : 신흥골드〉

그림 15-4 골드

(5) 기타

에이프런이나 종이컵, 마스크, 위생장갑 등 기타 의료용 소모품비를 가리킨다. 감염 대책에 의해 일회용품이 많은 병 · 의원에서는 의료용 소모품비의 지출이 많아진다.

4) 기공료

치과 수입 중에서 보철 치료가 많은 경우 기공료는 치과 수입과 비례한다. 레진을 제외한 치과보철물들은 대부분 기공소에서 제작된다. 보철치료가 많은 치과에서는 기공료도 부담이 되는 지출 중 하나이므로 기공 장부를 정확히 작성해서 매달 청구되는 기공료와 상호 확인할 필요가 있다. 기공료를 줄이기 위해 캐드캠 장비를 이용해 치과에서 자체적으로 기공물을 제작하는 하는 경우가 많다.

기공의 종류는 다음과 같다.

① **일반기공** : 크라운(crown), 인레이(inlay), 가공의치(bridge), 의치(denture)
(심미보철 : 라미네이트, 지르코니아)

② **교정기공** : 투명교정, 유지장치(retainer), fixed wire

4 치과의 비고정성 지출

치과의 비고정성 지출에는 대표적으로 광고료가 있다. 광고는 온라인 광고와 오프라인 광고가 있는데 온라인 광고는 인터넷 마케팅이 대부분으로 다양한 인터넷 매체를 통해 홍보되며, 광고 비용은 적게는 매달 몇십만 원부터 많게는 몇백만 원까지 큰 차이가 있다(그림 15-5).

경 비 지 출 내 역(201?년 기준)

구 분	세 부 항 목	1월	2월	3월	4월	5월	6월	7월	8월	9월	10월	11월	12월	합 계	비 고
인건비	K 실 장 님	2,600,000	2,700,000	2,700,000	2,700,000	2,700,000								13,400,000	
	L 팀 장 님		2,450,000	2,450,000	2,350,000	2,350,000								9,600,000	
	A 팀 장 님		2,500,000	2,500,000	2,400,000	2,400,000								9,800,000	
	B 선 생 님			1,300,000	1,300,000	1,300,000								3,900,000	
	페 이 닥 터		4,200,000	3,500,000	2,900,000	3,400,000								14,000,000	
	기 타			600,000	3,000,000	200,000								3,800,000	
세금	4 대 보 험			1,032,310	957,560	2,606,690								4,596,560	
	임 대 료		3,300,000	3,300,000	3,300,000	3,300,000								13,200,000	
	주 민 소 득 세		22,590	170,000	168,870	240,000								601,460	
	관 리 비		952,510	880,510	808,720	658,000								3,299,740	
통신비	두 번 에		33,000	33,000	33,000	33,000								132,000	
	전 화 / 인 터 넷 /tv			62,500	67,560	61,380								191,440	
광고비	오 프 라 인		165,000	10,500	580,000	1,478,950								2,234,450	
	온 라 인				1,500,000	3,300,000								4,800,000	
기장료			198,000	198,000	198,000	198,000								792,000	
대출이자		971,615	971,615	971,615	940,273	971,615								4,826,733	
리스	파 노 라 마 시 티			2,112,936	2,187,300	2,187,300								6,487,536	
	캡 스	96,800	88,000	88,000	93,500	88,000								454,300	
기공료	퍼 스 트 / 오 라 클		723,000	1,736,000	2,300,000	1,424,000								6,183,000	
	마 스 터			805,000	634,000									1,439,000	
재료	영 텐 탈 (일 반)	5,000,000	2,000,000		2,000,000	2,000,000								11,000,000	
	임플란트(덴티움/ 뼈)	1,104,500			601,500									1,706,000	
	위 젠 안 철 민 (교 정	1,736,800	1,221,900		466,800	444,000								3,869,500	
	보 톡 스	120,554		500,060	400,070									1,020,684	
	리도카인(드림메디칼)				410,000									410,000	
	인 쇄 물 (애 드 프 린 텍)	545,000	913,000		55,000	55,000								1,568,000	
	금 값	1,505,000	440,500	1,056,000	951,000	1,362,000								5,314,500	
합 계		13,680,269	22,879,115	26,006,431	33,303,153	32,757,935								128,626,903	

그림 15-5 실제의 경비지출 내역

Chapter 16

치과병·의원 노무

학습목표

1. 근로계약서의 작성법과 목적을 설명할 수 있다.
2. 상황에 따른 해고의 종류와 특성을 설명할 수 있다.
3. 실업급여의 목적을 설명할 수 있다.

Chapter 16

치과병·의원 노무

치과에서 신입 치과위생사를 비롯해 경력직 치과위생사를 고용하는 일은 단순히 채용에서 끝나지 않는다. 직원을 채용하면 수습기간을 거쳐 근로기준법에 맞는 근로계약서(연봉계약서)를 작성해야 하는데, 근로계약서의 내용은 사용자와 근로자가 법적으로 지켜야 하는 의무조항으로 향후 분쟁이 일어나지 않도록 상호간에 세밀하게 확인해야 한다. 여기서는 근로계약서 작성법, 해고, 휴직, 실업급여 등에 대해서 살펴보기로 한다.

1 근로계약서 작성

근로계약서는 대부분 수습기간이 끝나기 전 정규직 계약을 목적으로 작성하게 된다. 근로계약서는 법적 의무 조항이므로 사용자와 근로자가 합의하에 작성해야 한다. 근로계약서를 작성하면 원본은 사용자 측에서 3년간 보관해야 하고, 사본 한 부는 해당 근로자(직원)가 보관한다(위반 시 과징금 500만 원 이하 벌금 부여)(그림 16-1).

표준 근로계약서

사 용 자 (甲)	성　　명	○ ○ ○	사업의 종류	치과
	사업체명	○○○ 치과		
	소 재 지	서울 ○○○○		
근 로 자 (乙)	성　　명	○ ○ ○	주민등록번호	
	주　　소	서울 ○○○○		

제 1 조(고용계약) 근로자(乙)는 사용자(甲)의 (치과)업무에 관하여 노무를 제공할 것을 약속하고 사용자(甲)는 이에 보수를 지급할 것을 약속한다.

제 2 조(근로자의 성실의무) 근로자는 사용자의 명령지시에 따라 성실히 (치과)업무에 종사한다.

제 3 조(임금) 총 계약 연봉 금액 : 300,000,000원 / (퇴직금 별도)

1) 기본급 및 제수당(년간) : 2,400,920원(4대 보험, 소득세, 주민세 포함)

[제 수당에는 기본급 외 연간 452시간 분의 연장, 휴일, 야간 근로수당(기준연봉의 15% 금액)이 포함되어 있다.]

제 4 조(제수당 및 통상임금)

1) 연차수당 및 퇴직금은 1년 이상 근무한 자에 한하여 지급한다.
2) 제수당에는 법정수당(연장, 휴일, 야간근무수당 등)과 기타 회사임의 수당으로써 모든 항목을 포함한 것으로 간주하여 지급한다.
3) 통상임금은 제 3의 1) 연간 기본금액을 12등분하여 12분의 1에 해당하는 금액으로 한다. 단, 매달 지급되는 기본 월 연봉을 통상임금의 산정기초로 되는 임금으로 하고 기본 월연봉, 각종 상여금 및 법정수당을 합산한 금액을 평균임금 산정기초가 되는 임금으로 한다.

제 5 조(지급방법 및 시기) 총 계약연봉 금액을 12등분하여 매월 취업규칙상 정하여진 날에 지급한다.

제 6 조(기밀유지) 급여명세서는 절대 기밀을 유지하며 이를 위반 시는 이로 인한 모든 불이익을 감수한다.

제 7 조 근로시간

1) 평일 근무시간은 09 : 30부터 18 : 30까지로 하고 토요일은 09 : 30부터 15 : 30까지로 한다.
2) 제1항의 근로시간을 초과하는 452시간 범위 내의 연장근로 및 휴일근로에 대한 수당은 제3조제1호 “제수당”에 포함된 것으로 한다.

제 8 조(휴게시간 및 유급 휴일)

1) 휴게시간의 경우 1일 60분으로 한다.
2) 유급 휴일과 관련된 사항은 별도의 제 규정에서 정한 바에 의한다.

그림 16-1 근로계약서 예시

제 9 조(근태사항) 다음 각 호의 사유가 있는 경우에는 취업규칙상 관련 규정을 적용하여 연봉을 지급한다.

1) 사내 규정에 따름

제10조(계약기간)

1) 20　　년　　월　　일 ~ 20　　년　　월　　일(12개월 간)

2) "갑"과 "을"은 계약만료 1개월 전에 재계약을 하는 것으로 한다.
단, 1개월 전에 상대방에게 통지가 없을 때에는 본 근로계약은 1년 간 자동연장 된 것으로 간주한다. 이때 차기 연봉계약은 인사위원회가 평정한 인사고과에 의하여 계약을 갱신하는 것으로 한다.

제11조 특이사항

없음

제12조 본 계약서에 명시되지 않은 사항은 취업규칙 및 근로기준법의 관련조항을 준용하도록 한다.

위와 같이 연봉 근로계약을 체결함.

20　　년　　월　　일

사용자(갑) :　　　　　㊞

근로자(을) :　　　　　㊞

그림 16-1 **근로계약서 예시 (계속)**

1) 근로계약서 작성 시 유의사항

① 근로계약서 작성 시 퇴직금이 연봉에 포함되는지 아닌지를 확인해야 한다(퇴직금은 연봉에 불포함).

② 근로계약서 작성 날짜를 정확히 확인하고, 4대 보험 가입일이 근로계약서 작성 날짜와 비슷한 날짜인지 확인해야 한다.

③ 근로자가 권고사직이나 부당해고로 퇴사한 경우, 근로자는 법적 문제에 대비해 근로계약서를 보관해야 한다.

④ 4대 보험은 사용자가 50% 부담하고 근로자가 급여에서 50%를 부담해야 한다(산재보험은 사용자가 전액 부담). 따라서 본인에게 지급되는 급여가 세전 금액인지 세후 금액인지 정확히 확인하고 서명해야 한다.

사례

계산조건 > 연봉 30,000,000원 | 퇴직금 별도

국민연금	108,000
건강보험	74,880
장기요양보험	5,520
고용보험	15,600
소득세	33,570
지방소득세	3,350
공제액 합계	240,920
★ 예상 실수령액(월)	2,259,080

MEMO

- **근로계약서 작성 시 서면명시 대상**(근로기준법 제17조)

① 임금의 구성항목
② 임금의 계산 방법 및 지급 방법
③ 소정 근로시간
④ 휴일 및 연차유급휴가에 관한 규정

2 해고

해고란 사업장에서 절차와 관계없이 근로자의 의사와는 무관하게 사용자가 일방적으로 근로관계를 종료시키는 것을 말한다.

치과 경영이 어려워지면 인건비가 가장 큰 부담으로 작용하므로 매출이 감소하면 사용자와 근로자가 합의하에 퇴사하는 사례가 늘고 있다. 만일 퇴사할 때, 실업급여 수령을 위해서 사용자 측에 권고사직에 의한 퇴사로 요청하는 경우 추후 적발되면 과징금을 포함한 형사처분을 받게 되므로 법적 문제가 생기지 않도록 주의해야 한다.

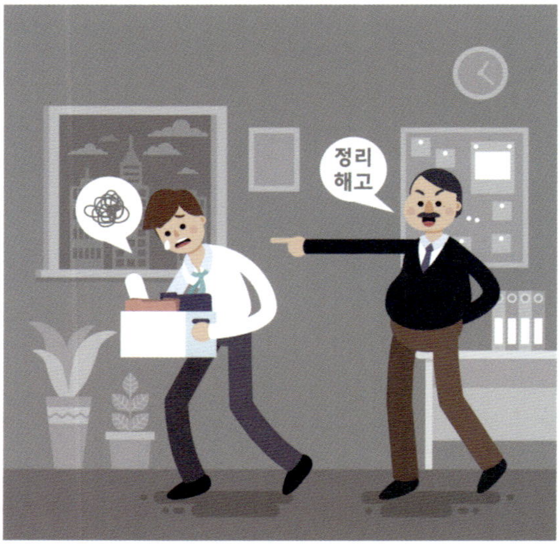

1) 권고사직

권고사직이란 사용자가 근로자에게 퇴직할 것을 권유하고 근로자가 자유의사에 따라 사표를 제출하여 퇴직하는 것을 말한다. 상시 5명 이상의 근로자를 고용하는 모든 사업 또는 사업장의 근로자는 해고에 정당한 이유가 없거나 해고 절차를 위반한 경우에는 고용노동부 산하 중앙노동위원회에 부당 해고 구제신청을 하며, 중앙노동위원회의 재심판정에 불복하는 경우 행정소송을 제기할 수 있다. 하지만 상시 근로자 4명 이하인 사업장의 근로자는 부당 해고 구제신청이 적용되지 않는다.

2) 정리해고

정리해고란 사업장의 재정적 문제에 의한 해고로, 사용자가 근로자를 해고하려면 합리적이고 공정한 해고 기준을 정하여 해고 대상자를 정리해야 한다. 해고하려는 날의 50일 전까지 근로자에게 통보하여 성실하게 협의해야 한다. 치과병 · 의원을 양도, 양수하는 과정에서 직원 전체가 정리해고 되는 사례가 종종 발생한다. 기존 사용자는 병원을 양도할 때 직원들 퇴직금 정산이나 급여의 인수, 인계를 정확히 해서 근로자에게 피해를 주는 일이 없어야 한다.

3) 통상해고

통상해고란 근로자의 일신상 사유에 의한 해고를 말한다. 일신상의 사유란 근로계약상 근로자의 의무이행에 필요한 정신적, 육체적 또는 기타 노무 수행의 적격성을 현저하게 저해하는 사정이 근로자에게 발생하여 자신의 지위에 상응하여 정당하게 요구되는 업무를 수행할 수 없는 경우를 말한다. 즉, 업무능력의 결여, 적성의 결여, 질병에 의한 정신적, 육체적 능력의 결여, 경쟁 사업장과의 친밀한 관계 등이 해당된다.

MEMO

- **권고사직과 정리해고**

권고사직과 정리해고는 사용자의 사정에 의해 퇴직을 해야 하는 상황이므로 퇴사 후 실업급여 신청이 가능하다. 하지만 통상해고처럼 근로자의 문제에 의해 해고되는 경우는 실업급여를 받을 수 없다. 권고사직이나 정리해고에 해당되지 않는데도 불구하고 근로자의 사정을 봐서 임의로 권고사직으로 처리한다면 추후 법적인 문제가 초래될 수 있다.

3 산전·후 휴가 및 육아휴직

1) 산전·후 휴가

치과에서 근무하는 직원의 대부분이 여성인 만큼 예전과 달리 출산이 개인의 문제만이 아니므로 사회적으로 불이익을 받는 일이 없어야 한다. 하지만 소규모 치과의원인 경우 출산 휴가를 내면 직원을 충원해야 하고 휴가 기간에도 적정 임금을 지불해야 하므로 현실적으로는 부담이 될 수 있다.

(1) 신청방법 및 지급금액

산전 · 후 휴가일로부터 한 달이 지난 후부터 휴가 급여 신청이 가능한데 근로자가 직접 고용지원센터에 방문해서 신청해야 하며, 약 3개월(90일)간의 휴가 급여를 받을 수 있다. 출산 전과 출산 후를 합쳐서 90일의 휴가 기간이 보장되어야 하며, 출산 후에 반드시 45일 이상의 휴가 기간이 배정되어야 한다.

산전 · 후 휴가 기간에는 90일분의 통상임금을 지불하는데 고용지원센터에서는 최대 210만 원까지 지급한다. 즉, 직원의 급여가 250만 원일 경우 210만 원을 제외한 40만 원은 직장에서 부담해야 한다.

2) 육아휴직

육아휴직 제도란 근로자의 육아 부담을 해소하고 계속 근로를 지원함으로써 근로자의 생활안정 및 고용안정을 도모하는 한편 기업의 숙련 인력 확보를 지원하는 제도이다.

근로자가 임신상태이거나 만 8세 이하 또는 초등학교 2학년 이하 자녀를 둔 경우로, 육아휴직 예정일 전날까지 해당 사업장에서 계속 근로한 기간이 6개월 이상일 때 육아휴직 급여를 신청해서 사용할 수 있다. 육아휴직 기간은 1년 이내이고 자녀 1명당 1년이므로 2명이면 2년 사용할 수 있다. 부부가 동시에 또는 순차적으로 사용할 수 있다.

(1) 신청방법 및 지급금액

만 8세 이하의 초등학교 취학 전 자녀를 둔 여성 근로자라면 누구나 신청이 가능하다. 육아휴직을 이용하면 육아휴직 시작일부터 3개월까지는 통상임금의 100분의 80(상한액 : 월 150만 원, 하한액 : 월 70만 원)을 육아휴직 급여액으로 지급하고, 육아휴직 급여액 중 100분의 25는 직장 복귀 6개월 후에 합산하여 일시불로 지급한다(2023년 12월 현재).

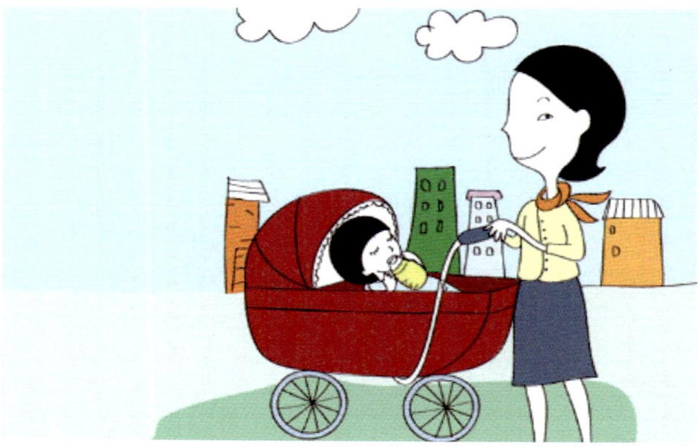

4 실업(구직)급여

근로자를 고용하는 모든 사업 또는 사업장의 사업주는 원칙적으로 고용보험의 가입 대상이 된다. 고용보험은 고용주의 사정이나 근로자의 불가피한 사유로 직장을 잃게 된 경우 근로자의 구직활동 및 재교육을 지원하는 사회보험이다. 실직 시 본인의 재취업을 위해 노력하는 것을 조건으로 가입기간에 따라 최단 120일, 최장 270일 동안 실업급여를 지원받을 수 있다.

건강보험, 국민연금, 산재보험과 함께 우리나라 4대 보험에 속한다.

1) 실업급여 수급조건

실업급여 수급을 위한 조건은 1년 중 6개월 이상 즉, 180일 이상 근로자(고용보험에 가입된 사람)였고, 사업주가 권고사직으로 해고한 경우이다. 실업급여는 퇴사한 후 1년이 지나면 수급이 불가능하다.

2) 실업급여 신청방법

퇴사한 근로자가 피보험자격 상실 신고가 되지 않은 경우에는 해당 지역 고용노동센터에 가서 실업급여 신청을 해도 접수가 불가능하다. 따라서 고용노동센터에 방문 하기 전에 해당 사업장에 피보험자격 상실 신고가 되어 있는지 확인한 후 실업급여를 신청하도록 한다.

실업급여 상한액은 2019년부터 증액되어 '1일 66,000원'이고, 하한액은 '퇴직 당시 최저임금의 80%×근로시간'이다.

3) 실업급여 적용 제외 대상

- 농업, 임업, 어업 및 수렵업 중 법인이 아닌 자가 상시 4명 이하의 근로자를 고용하는 경우
- 가구 내 고용활동 및 달리 분류되지 않은 자가 소비 생산활동인 경우

4) 실업급여 지급액

2019년 10월 1일부터 개편된 고용보험법이 적용된다. 기존의 실업급여는 평균임금의 50%가 지급되었지만 2019년 10월 1일 이후 수급자부터는 60%가 지급된다. 그리고 임금근로자에 한하여 구직급여 하한액은 최저임금의 90%에서 80%로 하향되었다.

실업급여 지급액 = 퇴직 전 평균임금의 60% × 소정 급여일수

또한, 연령 및 고용보험 가입기간에 따라 실업급여를 수령하게 되는 급여일수가 달라지며, 구체적인 기간은 표 16-1과 같다.

표 16-1 실업급여의 소정 급여일수

연령 및 가입기간	1년 미만	1년 이상 3년 미만	3년 이상 5년 미만	5년 이상 10년 미만	10년 이상
50세 미만	120일	150일	180일	210일	240일
50세 이상 및 장애인	120일	180일	210일	240일	270일
자영업자	0일	120일	150일	180일	210일

〈출처 : 고용노동부〉

Q&A

Q1. 본인이 스스로 사표를 쓰면 실업급여를 받을 수 없나요?

A. 전직이나 자영업을 위한 개인적인 사유로 사표를 쓰는 경우는 실업급여를 받을 수 없다. 그러나 스스로 사표를 쓴 경우라도 이직 회피 노력을 다하는 등 이직의 불가피성이 인정되고 정당한 사유로 인정되면 실업급여를 받을 수 있다.

Q2. 본인의 잘못으로 해고된 경우에도 실업급여를 받을 수 있나요?

A. 실업급여는 스스로 보험사고(실업)를 발생시킨 경우 즉 다음과 같이 본인의 중대한 귀책사유로 해고된 경우에는 실업급여를 받을 수 없다.

① 형법 또는 법률위반으로 금고 이상의 형을 선고받고 해고된 경우

② 공금횡령, 회사기밀 누설, 기물파괴 등으로 회사에 막대한 재산상의 손해를 끼쳐 해고된 경우

③ 정당한 사유 없이 장기간 무단결근하여 해고된 경우

5) 부정수급

실업급여 수급자가 실업급여를 받으면서 새로운 직장에서 발생하는 근로소득을 신고하지 않을 경우 실업급여 지급이 중단된다. 그동안 수급한 실업급여 전액 반환 및 부정하게 수급한 금액의 2배가 추가 징수되고, 1년 이하의 징역 또는 1,000만 원 이하의 벌금이 징수된다. 그러나 부정수급자가 부정수급 사실을 자진신고하면 추가 징수를 면제받을 수 있다.

사례

치과에서 신규직원을 채용할 때 지원자가 면접 마지막에 조심스럽게 부탁을 한다. "제가 실업급여를 받고 있는데 일을 하게 되면 당분간 취업 여부를 비밀로 할 수 있는지.." 하며 물어 보는 경우가 종종 있다. 직원을 구하기 힘든 병원에서는 이런 상황을 뿌리치기가 쉽지 않다. 하지만 아무리 직원 채용이 힘들어도 법에 위배되는 부탁은 절대 들어 주어서는 안 된다. 실업급여 수령 중 새로운 수입이 발생하여 소득 신고를 하게 되면 실업급여는 더 이상 지급되지 않는다. 신규 직원이 실업급여와 병원급여를 중복으로 받을 계획으로 부정수급에 대한 부탁을 했다면 단호하게 거절하거나 가급적 채용하지 말아야 한다. 적발 시 부정수급으로 인해 여러 사람이 피해를 볼 수 있기 때문이다.

Q&A

Q1. 부정수급으로 적발이 되면?

A. 부정한 방법으로 실업급여를 받으면 바로 실업급여 지급이 중지되며, 그동안 지급받은 실업급여의 전액 반환 및 부정하게 지급받은 금액의 2배가 추가 징수되고, 형사처벌(1년 이하의 징역 또는 1,000만 원 이하의 벌금) 등의 제재를 받게 된다.

Q2. 본의 아니게 부정수급을 하게 되었습니다. 자진해서 신고하면 처벌을 면제 받을 수 있나요?

A. 부정수급자가 부정수급 사실을 자진신고하면 추가 징수를 면제받을 수 있다.
고용노동부에서는 고용노동부의 고용보험전산망을 비롯해서 국민연금관리공단, 건강보험공단, 국세청, 근로복지공단, 보험협회, 금융감독위원회 및 지방자치단체 전산 자료 등을 주기적으로 조회하거나 제보에 의해 실업급여 부정수급자를 적발하고 있다.

치과에서 갖춰야 할 노무서류

① 사직서, 퇴직금 증빙 서류
② 근로계약서
③ 성희롱예방교육자료 관련 자료
④ 직원 모집과 해고 관련 자료
⑤ 노동관련 법령에서 사용자와 근로자가 구비해야 하는 서류

근로자수에 따른 사업주(원장)의 의무

항목	근로자수에 따른 사업주(원장)의 의무	
	5인 미만	5인 이상 ~ 10인 미만
근로자명부의 작성	○	○
근로계약서 작성	○	○
해고 예고	○	○
해고 제한 (정당한 이유)	해고 30일 전에 예고, 또는 30일분의 통상임금 지급	○
연장 · 야간 · 휴일 · 가산수당		○
연차 휴가(1년 만근 시 15일)		○
출산휴가 · 유사산휴가	○	○
육아휴직	○	○
퇴직금/퇴직연금	○	○
직장내 성희롱 예방교육	○(교육자료 게시 · 배포)	○(교육자료 게시 · 배포)
개인정보 보호교육	○	○
산업안전 보건교육		○
4대보험 (건강 · 고용 · 산재보험,국민연금)	○	○
재해보상 의무	○	○
건강진단 의무	○	○

토론 주제

근로계약서 작성 시 실수령액 협상과 연봉제 협상의 차이에 대해 토론하시오.

Chapter 17

치과병·의원 시설 및 안전관리

학습목표

1. 치과병 · 의원 시설관리와 방재관리의 목적을 설명할 수 있다.
2. 방사선 발생장치의 관리 목적을 설명할 수 있다.
3. 치과병 · 의원 내 시설물의 관리 목적을 설명할 수 있다.

Chapter 17

치과병 · 의원 시설 및 안전관리

1 시설관리

치과병 · 의원 개설 시에는 의료법 제36조 '의료기관의 안전관리시설 기준에 관한 사항'에 따라 의료기관 안전관리시설을 갖추어야 한다(표 17-1). 이는 의료법으로 제정되어 있는 만큼 모든 치과병 · 의원이 준수해야 하는 사항이며, 환자 및 치과 종사자의 안전성 확보와 환경유지 측면에서도 매우 중요하다.

원내에서 발생하는 낙상사고부터 설비 미비로 인한 사고에 이르기까지 모든 사고는 시설관리자의 책임이 되기 때문에 시설관리자는 치과병 · 의원의 역할 및 기능에 맞게 시설과 설비를 적절하게 보수 · 관리할 필요가 있다. 시설관리자는 다음의 체크리스트에 유의해야 하며, 의료안전에 관한 관리책임자인 치과위생사는 관련 사항을 치과병 · 의원장의 지도 하에 점검할 필요가 있다.

표 17-1 **의료법 시행규칙 제35조**

제35조 (의료기관의 안전관리시설) 의료기관을 개설하는 자는 법 제36조 제2호에 따라 환자, 의료관계인, 그 밖의 의료기관 종사자의 안전을 위하여 다음 각 호의 시설을 갖추어야 한다. 1. 화재나 그 밖의 긴급한 상황에 대처하기 위하여 필요한 시설 2. 방충, 방서, 세균오염 방지에 관한 시설 3. 채광 · 환기에 관한 시설 4. 전기 · 가스 등의 위해 방지에 관한 시설 5. 방사선 위해 방지에 관한 시설 6. 그 밖에 진료과목별로 안전관리를 위하여 필수적으로 갖추어야 할 시설

【시설관리에 관한 체크리스트】

① 시설 및 설비의 유지관리와 안전성 향상에 노력한다.
② 작업 오류를 방지하기 위해 작업대의 넓이, 작업 공간, 채광 등을 적절히 유지한다.
③ 원내의 청결유지에 노력한다.
④ 청결구역과 불결구역을 구별한다.
⑤ 의료폐기물 처리를 철저하게 한다.
⑥ 복도, 계단, 바닥에 장해물이나 낙상사고를 유발하는 것을 두지 않는다.
⑦ 각 담당분야에서 원내의 위험한 곳이 있는지 확인한다.
⑧ 의료기기 작업 시나 조작 시의 위험성에 대해 확인한다.
⑨ 주사바늘, 메스 등 예리한 기구의 처리방법을 확인한다.
⑩ 직장 안전 매뉴얼을 작성한다.
⑪ 치과병 · 의원 부지 내나 광고간판 등의 파손에 의한 사고가 일어나지 않도록 정기적으로 안전을 확인한다.

2 방재관리

1) 방화관리

의료기관에서는 전기, 가스, 유류 및 기타 등 다양한 이유로 안전사고가 발생할 수 있다. 실제로 2018년 밀양 세종병원에서 화재가 발생했고, 이로 인해 159명의 사상자가 발생했다. 이 병원은 중소규모의 병원으로 스프링클러 의무설치 대상에서 제외되어 스프링클러가 설치되어 있지 않았고, 평소 소방대피 훈련도 소홀히 한 것으로 나타났다.

이러한 사고를 사전에 방지하기 위해 치과병 · 의원 내 화재 발생 요인을 점검하고, 요인별 예방 수칙을 작성하여 잘 보이는 곳에 비치한다. 연 2회 정기적으로 예방교육 및 소방대피 훈련을 실시하고, 안전사고 발생 시에는 빠르게 대처할 수 있도록 치과 종사자에게 개별 임무와 역할을 지정하는 등 대응절차를 마련하여 인명 및 기관 피해를 최소화할 수 있도록 해야 한다. 보건복지부에서는 '의료기관 화재 안전관리 매뉴얼'을 통해 아래와 같이 화재발생 시 대처방법을 안내하고 있다(그림 17-1).

(1) 화재 대응 체계

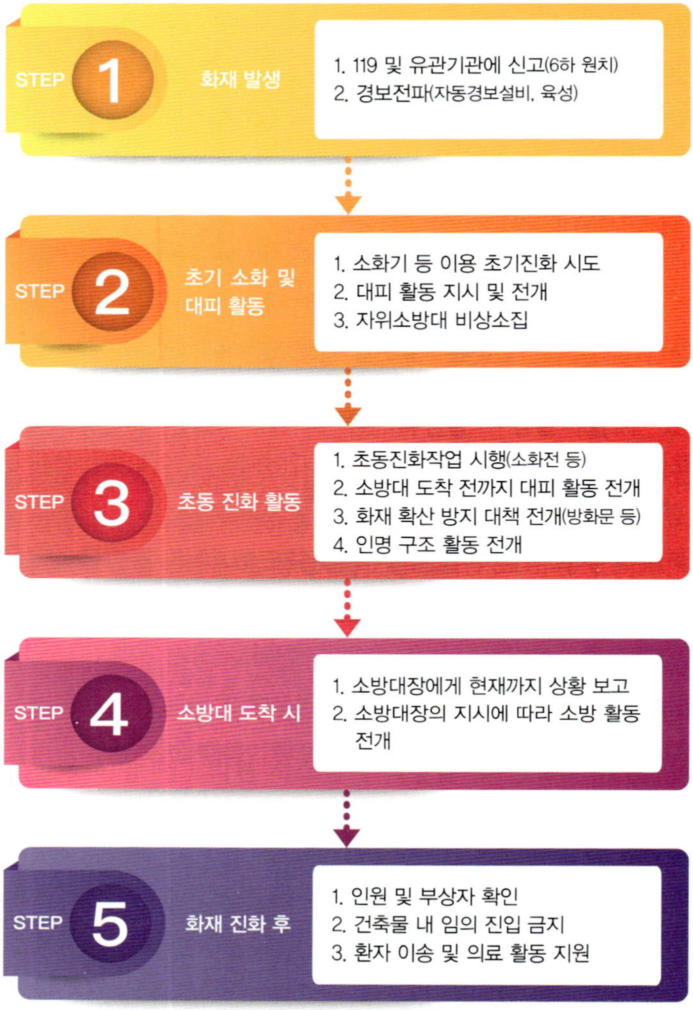
STEP 1
화재 발생
1. 119 및 유관기관에 신고(6하 원치)
2. 경보전파(자동경보설비, 육성)
STEP 2
초기 소화 및 대피 활동
1. 소화기 등 이용 초기진화 시도
2. 대피 활동 지시 및 전개
3. 자위소방대 비상소집
STEP 3
초동 진화 활동
1. 초동진화작업 시행(소화전 등)
2. 소방대 도착 전까지 대피 활동 전개
3. 화재 확산 방지 대책 전개(방화문 등)
4. 인명 구조 활동 전개
STEP 4
소방대 도착 시
1. 소방대장에게 현재까지 상황 보고
2. 소방대장의 지시에 따라 소방 활동 전개
STEP 5
화재 진화 후
1. 인원 및 부상자 확인
2. 건축물 내 임의 진입 금지
3. 환자 이송 및 의료 활동 지원

그림 17-1 **화재 발생 시의 대응체계**

(2) 대응절차

① 경보전파

- 환자 : 육성으로 근무자에게 전달
- 근무자 : 경보설비 작동, 유관기관에 화재 상황 통보 및 협조 요청

② 초기소화

- 근무자 : 수동식 소화기, 소화설비 등

③ 대피활동

- 환자를 우선하여 안전구역으로 대피활동 유도
- 경보벨 등의 소리에 놀라지 않도록 환자 안정
- 환자 중 장애 등의 거동이 제한되는 경우 활용 가능한 피난기구 및 시설 이용

3 방사선 발생장치 관리

진단용 방사선 발생장치란 방사선을 이용하여 질병을 진단하는 데 사용하는 기기로, 치과에서 사용하고 있는 진단용 방사선 발생장치는 구내촬영용 방사선 장치, 치과용 파노라마 단층촬영장치, 두부규격 방사선 촬영장치, 방사선 CT 장치 등이 해당된다. 이러한 진단용 방사선 발생장치를 설치한 곳이 주된 근무지이고, 진단용 방사선 발생장치의 관리 · 운영 · 조작 등 방사선 관련 업무에 종사하는 사람을 '방사선 관계 종사자'라고 한다. 따라서 치과위생사는 '방사선 관계 종사자'에 해당된다.

진단용 방사선 발생장치는 방사선 관계 종사자에게 위해 작용을 줄 수 있는 기기인 만큼 안전관리 차원에서 방사선 발생장치의 관리는 중요하다. 방사선 관리에 대해서는 '진단용 방사선 발생장치의 안전관리에 관한 규칙'에 상세하게 규정되어 있다.

1) 방사선 진료실

방사선 진료실이란 방사선 장치를 설치하여 진단 또는 치료 목적으로 환자에게 방사선을 조사하는 곳을 말한다. 방사선 진료실은 진단용 방사선 장치의 안전관리를 위하여 방사선구역 표시(그림 17-2)를 하고 일반인의 출입을 제한하는 조치가 필요하다('진단용 방사선 발생장치의 안전관리에 관한 규칙' 제9조). 이를 위해 관리자는 방사선 진료실의 눈에 잘 띄는 곳에 방사선 장애 방지나 방사선 취급자에 대한 주의사항을 게시해야 한다.

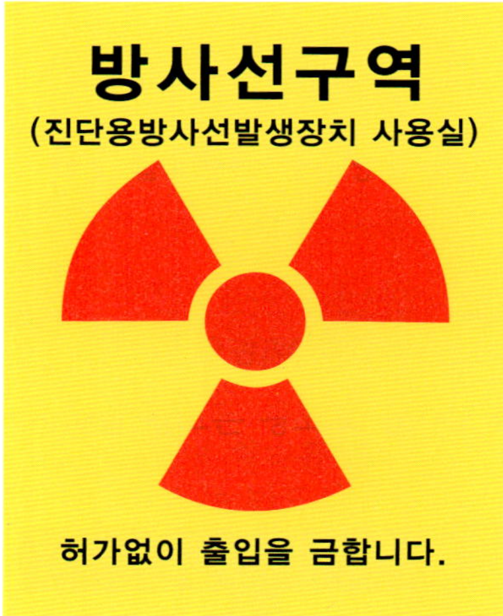
방사선구역
(진단용방사선발생장치 사용실)
허가없이 출입을 금합니다.

그림 17-2 방사선구역 표시

(1) 환자의 주의사항

① 지시가 있을 때까지 입실하지 말아야 한다.
② 기계와 기구는 만지지 말아야 한다.
③ 보조 등을 위해 입회하는 경우에는 치과의사의 지시에 따른다.
④ 임신 또는 그 가능성이 있는 사람은 미리 말해야 한다.
⑤ 현금, 귀금속 등에는 충분히 주의한다.
⑥ 잘 모르는 점은 의료진에게 질문한다.

(2) 방사선 관계 종사자의 주의사항

① 개인피폭선량측정기(티엘배지)를 반드시 착용한다.
② 방사선을 인체에 조사할 때에는 필요 최소한의 양으로 제한한다.
③ 방사선 조사 중에는 '사용 중' 램프를 켠다.
④ 촬영실 내에 용무가 없는 자는 들어오지 못하게 한다.
⑤ 방사선을 조사하면 조사록에 기록한다.
⑥ 정기적으로 점검한다.
⑦ 연 2회 누설량을 측정한다.
⑧ 규정에 따라 정기적으로 건강진단을 받는다.

2) 방사선 발생장치의 검사관리

치과병 · 의원장은 '진단용 방사선 발생장치의 안전관리에 관한 규칙' 제4조 제1항에 따라 검사받은 진단용 방사선 발생장치에 대해서 3년마다 검사기관의 검사를 받아야 한다. 이 경우 검사기간은 기간 만료일 전후 각각 31일이다.

3) 방사선 방호

치과병 · 의원에서는 일상의 진료에서 검사를 위해 방사선 촬영을 하므로 방사선 방호에 대해서도 충분한 안전대책을 마련할 필요가 있다.

(1) 환자의 방호

치과병 · 의원에서는 검사 또는 치료를 함에 있어서 방사선 피폭으로 인해 발생하는 손해보다 이익이 더 큰 경우가 아니라면 환자에게 방사선 노출을 동반하는 행위를 해서는 안 된다. 방사선 촬영 시에는 고감도 필름 사용, 재촬영 방지, 적절한 현상처리 등의 시술자 측 문제 외에 환자에게는 반드시 방사선 방호용 앞치마를 착용하게 하는 것이 중요하다.

(2) 방사선 관계 종사자의 방호

진료에서 방사선 촬영을 할 수 있는 사람은 의사, 치과의사, 방사선기사, 치과위생사뿐이다. 또한, '진단용 방사선 발생장치의 안전관리에 관한 규칙' 제4조에 의해 방사선 관계 종사자에게 티엘배지를 착용하게 하는 경우에는 3개월에 1회 이상 방사선 노출량을 측정해야 하며, 필름배지를 사용하게 하는 경우에는 1개월에 1회 이상 방사선 노출량을 측정해야 한다.

(3) 방사선 노출량

방사선측정기(개인선량계)는 방사선 피폭량을 측정하기 위한 것으로, 종류에는 티엘배지(그림 17-3), 필름배지 등이 있다. 방사선 관계 종사자의 유효선량*은 연간 50mSv 이하여야 하고, 5년간 누적선량은 100mSv 이하여야 한다. 방사선 노출량 측정에서 노출량이 과거 측정량보다 비정상적으로 높은 수치를 나타낸 경우에는 그 원인을 추적하여 개선해야 한다.

* 유효선량 : 인체 내 조직 간 선량분포에 따른 위험 정도를 하나의 양으로 나타내기 위해 방사능에 노출된 인체의 모든 조직에 대하여 각 조직의 등가선량에 해당 조직의 조직가중치를 곱한 결과를 합산한 양

〈출처 : 서울방사선 서비스〉

그림 17-3 **티엘배지(유리선량계)**

* 측정원리 : 유리를 이용하여 방사선의 양을 재는 기기로 은 유리 또는 코발트 유리를 쓴다. 방사선이 조사된 형광물질에 자외선을 쏘이면 조사선량에 비례하는 형광색을 띠는데 이를 이용하여 조사선량을 측정한다.

4 진료실 장비관리

(1) 치과 유니트 체어(Dental unit chair) (그림 17-4)

환자 진료를 위해 유니트 체어의 점검은 필수 항목이다. 유니트 체어는 환자가 편안하게 진료를 받을 수 있도록 매일 관리가 필요하다. 체어 작동법과 체어 구성품 관리 및 오작동 시 대처 방법에 대해 알아보도록 하자.

① 전원 관리

유니트 체어는 회사마다 작동하는 방법이 상이하므로 평소 병원에서 관리하는 방법을 잘 숙지하고 출근 시에 전원을 켜서 체어가 정상적으로 작동하는지 확인하고 퇴근 시에는 전원을 반드시 끄도록 한다.

② 핸드피스 관리

핸드피스는 고속핸드피스(high-speed handpiece)와 저속핸드피스(low-speed handpiece)가 사용되는데 진료 준비 시 정상적으로 작동되는지 확인한다. 고속핸드피스는 진료 준비 시 페달을 밟아 라인에 고인 물을 충분히 빼주고 bur grip이 잘 되는지 반드시 확인한다.

저속핸드피스는 콘트라앵글(contra angle), 스트레이트앵글(straight angle) 등을 주로 부착해서 사용한다. 진료가 끝나면 알코올 솜을 이용해 꼼꼼하게 닦아주고 에틸알코올에 핸드피스를 담가서 소독한 다음 포장해서 멸균한다.

③ 석션 및 필터 관리

진료 준비 시 석션(suction)의 작동 여부를 확인하고 출혈이 많은 환자의 경우 석션 호스에 혈액이 응고되지 않도록 물로 세정하고, 진료가 끝나면 필터(filter)를 꺼내 청소용 솔로 이물질을 깨끗이 닦아낸다.

④ 타구(spittoon)

타구는 환자마다 세척하거나 자동세척기에 넣어 관리한다. 청결하지 못한 타구는 양치 시 불쾌한 냄새가 나므로 철저하게 관리한다.

⑤ 기타

그 외에도 진료 준비 시 조명등(dental light)은 잘 켜지는지, 자동 물 공급장치(auto cup filler)에서 물은 잘 나오는지, 종이컵과 티슈는 충분한지 반드시 확인해야 하는 항목들이다.

치과에는 치과 내 모든 장비를 관리하는 관리 담당자가 필요하며, 장비 오작동이나 고장 발생 시 업체나 업체 담당자에게 즉시 연락할 수 있도록 장비관리 리스트를 구비해 놓아야 한다.

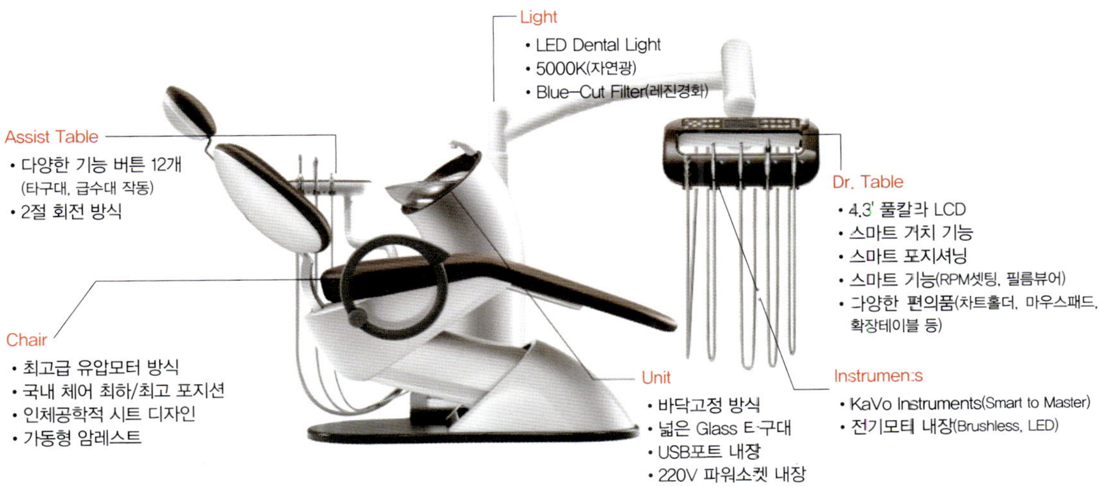

〈출처 : 오스템 임플란트〉

그림 17-4 **치과 유니트 체어**

5 소독실 및 탕비실 장비관리

(1) 고압증기멸균기(Autoclave) (그림 17-5)

소독과 멸균은 환자와 술자 모두를 위해 철저히 이루어져야 한다. 고압증기멸균기는 대부분의 치과에서 사용되며 고압과 고온(110~134℃ 이상)에서 30분 내외로 스팀을 가해 병원균이나 미생물을 제거하는 방법이다. 고압증기멸균기의 작동 순서와 관리 방법은 다음과 같다.

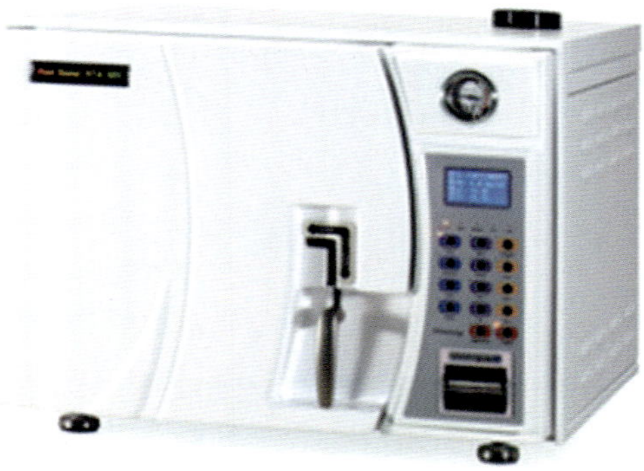

그림 17-5 고압증기멸균기

① 작동법

전원 스위치 ON ➡ 선진공 ➡ 급수 ➡ 가열 ➡ 멸균 ➡ 배기 ➡ 건조

② 관리방법

- 히터는 항상 증류수에 잠겨있는 상태를 유지한다.
- 뜨거운 상태에서 차가운 증류수를 붓지 않는다.
- 주기적으로 내부 청소를 한다.
- 증기가 누출되면 고무패킹의 손상 여부를 확인한다.
- 증류수 외의 다른 액체는 사용하지 않도록 한다.

(2) 치과용 공기압축기(Dental air compressor) (그림 17–6)

치과용 공기압축기는 공기를 빨아들여서 압축시키는 장비로 유니트 체어의 핸드피스와 3–way syringe를 작동시키는 데 사용한다. 치과진료를 하는 데 있어 가장 중요한 핵심 장비이지만 보통 밀폐된 장소에 보관하고 있어 관리를 소홀히 할 수 있다. 공기압축기와 석션이 고장나면 진료가 불가능하므로 출근 전후에 반드시 점검이 필요하다.

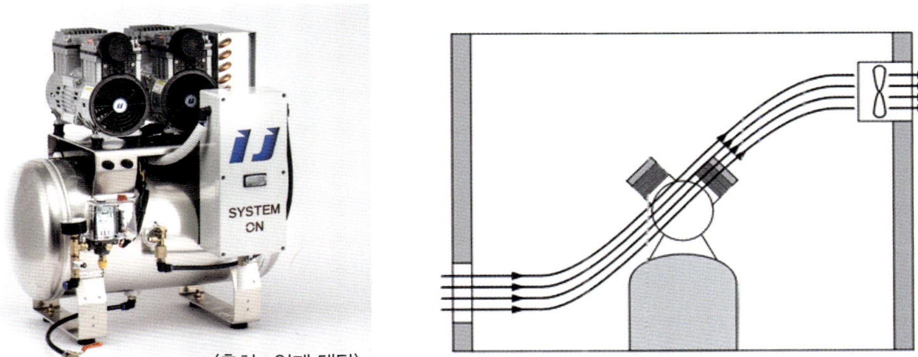

〈출처 : 인제 덴탈〉

그림 17–6 치과용 공기압축기

① 관리방법

치과용 공기압축기는 작동 시 진동과 소음이 발생하므로 소음 억제를 위해 작고 밀폐된 공간에 설치하게 되는데, 과열되면 자칫 화재의 원인이 될 수도 있다. 따라서 공기압축기는 환기가 잘 되는 곳에 설치하거나 팬을 이용해 반드시 내부 열을 식혀줄 필요가 있다.

또한 공간이 협소하므로 먼지가 쌓이면 오작동을 일으킬 수 있으므로 늘 관리가 필요하다.

(3) 치과 정수 시스템(Dental Water System) (그림 17–7)

치과진료용수는 치과 정수 시스템을 통해 정수 과정을 거쳐 진료실로 공급된다. 치과진료용수는 스케일링이나 치아 삭제 시에 사용되는 완전히 살균된 물로서 식수와는 차이가 있다. 정수된 물은 저장탱크에 저장되었다가 5m 이상 되는 배관을 거쳐 유니트 체어로 이동된다.

만일 배관에 물이 고여 있으면 바이오필름을 형성할 수 있는 환경을 만들기 때문에 주기적인 배관의 소독과 세척이 매우 중요하다.

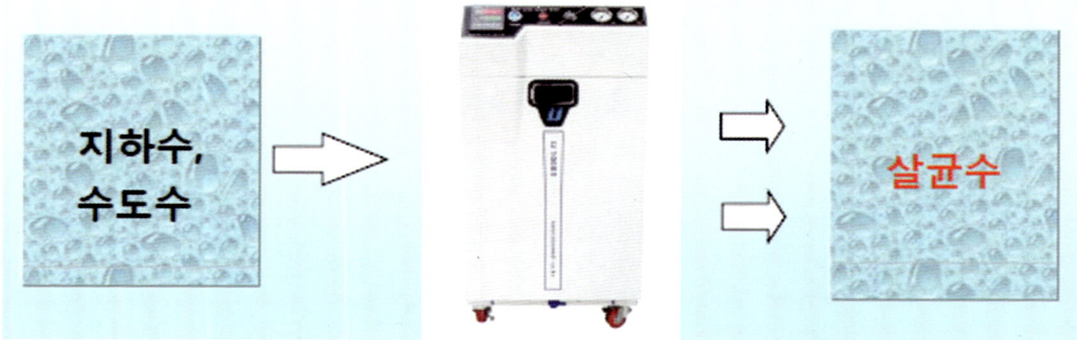

〈출처 : 인제 덴탈〉

그림 17-7 **치과 정수 시스템**

(4) 치과용 흡입기(Dental Suction Pump) (그림 17-8)

치과용 흡입기에는 습식 형태와 건식 형태가 있는데 대부분의 치과에서는 비용이 저렴하고 흡입력이 우수한 습식 형태의 흡입기를 사용한다. 모터가 물을 빠르게 회전시켜 발생하는 진공압으로 공기를 흡입시켜 구강 내 타액과 물을 빨아들이는 원리이다. 물을 이용해 진공을 만들기 때문에 출퇴근 시 수도 밸브의 개폐 여부를 반드시 확인해야 한다.

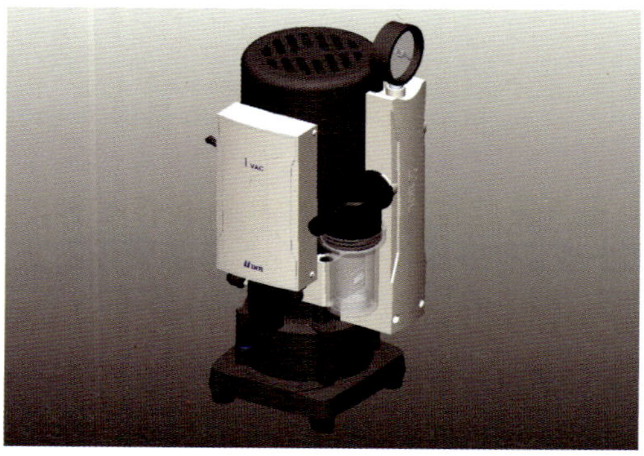

〈출처 : 인제 덴탈〉

그림 17-8 **치과용 흡입기**

① 관리방법

- 수도 밸브에서 석션 펌프까지 연결되는 호스에서 누수가 발생하지 않도록 출퇴근 시 점검이 필요하다.
- 이물질을 걸러주는 필터의 청소 및 관리를 주기적으로 시행한다.

참고문헌

- 대한간호학회, 간호학대사전, 1996
- 한국생산성본부, SMAT서비스경영자격, 박문각, 2017
- 김진아 외, 최신치과의료관리, 대한나래출판사, 2018
- 김용환, 이력서 자기소개서 작성법, 경영자료사, 2012
- 김동연 외, 면접에서 이력서 자기소개서에 배팅하라, 아이디어북스, 2011
- 김재영 외, 이미지메이킹, 도서출판 예림, 2014
- 김응권 외, 치과위생사의직무윤리와 환자관계, 대한나래출판사, 2011
- 한국종합교육원, 서비스교육강사 CS자격과정, 2019
- 박덕영 외, 치과진료 의사소통기술의 이론과 실습, 대한나래출판사, 2016
- 허성윤 역, 치과행동요법, 고문사, 2014
- 대한의료커뮤니케이션학회, 의료커뮤니케이션, 학지사, 2012
- 김영한, 고객경험관리, 밀리언하우스, 2009
- 전타식, 고객관계관리, 북넷, 2019
- 사단법인 한국 CRM 협회, CRM 전문가 GL, 주식회사 고객전략연구센터, 2015
- 최정환 외, 걷도는 고객만족 경영을 위한 CRM, 다산출판사, 2008
- 최영무, CRM의 엔진을 힘차게 돌려라, 남두도서, 2008
- 인현진, 메디컬 브랜드 마케팅, 남두도서, 2008
- 김영걸, 소크라테스와 CRM, 쌤앤파커스, 2011
- 김진태, DISC 강사과정 교재, LEO 자기경영 발전소, 2015
- 김회창, NCS 기반 원무관리 2판, 보문각, 2019
- 김수배 외, 원무관리론, 현문사, 2018
- 박명숙 외. 치위생관리학. 북샘출판사. 2013
- 윤경인 외. 알면 즐거워지는 치과병원관리. 군자출판사. 2008
- 조영식 외. 치과병 · 의원관리. 고문사. 2003
- 유설희 외. NCS 규정에 맞춘 병원코디네이터. 북샘출판사. 2016
- 유길상, 이철수, 고용보험법해설, 박영사, 1996
- 세무법인택스홈앤아웃, 병의원만점세무, 스타리치북스, 2016, p.109
- 대한치과의사협회, 치과의료연감, 치과의료정책연구원, 2018
- 세무법인택스홈앤아웃, 병의원만점세무, 스타리치북스, 2016
- 대법원 1993. 10. 26. 선고92다54210 판례
- 워크넷 : www.work.go.kr/youngtomorrow
- 두루누리 사회보험 : www.insurancesupport.or.kr/durunuri
- 고용노동부 : www.moel.go.kr
- 국가법령정보센터 : www.law.go.kr
- 한국소비자원 : www.kca.go.kr
- 덴트웹 프로그램 : www.dentweb.co.kr
- 네이버 지식백과, 2015
- 병원코디테이터 자격시험수험서/대한병원코디네이터협회

❖ 저자진

- **차동화** 신성대학교 치위생과
- **김영기** 경동대학교 치위생학과
- **신인순** In-Power 교육컨설팅 대표
- **김효진** 경복대학교 치위생학과
- **김경미** 경동대학교 치위생학과
- **이금선** 수원여자대학교 치위생과
- **김보민** 서울리마치과 상담실장
- **김민영** 호원대학교 치위생학과
- **김한나** 청주대학교 치위생학과
- **남상미** 삼육보건대학교 치위생과
- **문원숙** 경남정보대학교 치위생과
- **양서진** 국제대학교 보건의료행정학과 겸임
- **엄미란** 대원대학교 치위생과
- **윤미숙** 신한대학교 치위생학과
- **이성호** 대동대학교 치위생과
- **임희정** 을지대학교 치위생학과
- **정명희** 송호대학교 치위생과
- **정의정** 혜전대학교 치위생과
- **조세림** 용인예술과학대학교 치위생과
- **최미숙** 안동과학대학교 치위생과
- **최미진** 신성대학교 치위생과
- **최미혜** 전북과학대학교 치위생과

치과병의원관리의 이론과 실무

2020년 2월 15일 초판 발행
2021년 8월 20일 2 판 발행
2024년 7월 25일 3 판 발행

저　　자 차동화 · 김영기 · 신인순 · 김효진 · 김경미 · 이금선 · 김보민 · 김민영
김한나 · 남상미 · 문원숙 · 양서진 · 엄미란 · 윤미숙　이성호 · 임희정
정명희 · 정의정 · 조세림 · 최미숙 · 최미진 · 최미혜

발 행 인 최경희 · 배영환
발 행 처 도서출판 의학교육
등록번호 제2013-114호
주　　소 서울시 영등포구 영중로 138-1(영등포동 8가 80-2) 드림프라자 B 901호
Tel 02) 2637-4806, 4863　Fax 02) 2637-4807
홈페이지 www.medipub.co.kr
E - mail okpress1208@naver.com
정　　가 34,000 원
I S B N 979-11-6127-221-4 93510